全民科学素质行动
计划纲要书系

社区科普书系

人生必须知道的健康知识

科普系列丛书

血液内科

关爱生命之河

GUANAI SHENGMING ZHIHE

郑静晨　总主编

金哈斯　主　编

U0189111

中国科学技术出版社

·北　京·

图书在版编目（CIP）数据

血液内科：关爱生命之河/金哈斯主编. —北京：中国科学技术出版社，2015.1

（人生必须知道的健康知识科普系列丛书/郑静晨总主编）

ISBN 978-7-5046-6794-6

I.①血… II.①金… III.①血液病－诊疗 IV.①R552

中国版本图书馆CIP数据核字（2014）第307071号

策划编辑	徐扬科　谭建新
责任编辑	吕　鸣
责任校对	韩　玲
责任印制	李春利
封面设计	周新河
版式设计	潘通印艺文化传媒·ARTSUN

出　　版	中国科学技术出版社
发　　行	科学普及出版社发行部
地　　址	北京市海淀区中关村南大街16号
邮　　编	100081
发行电话	010-62103130
传　　真	010-62179148
投稿电话	010-62176522
网　　址	http://www.cspbooks.com.cn

开　　本	720mm×1000mm　1/16
字　　数	180千字
印　　张	11.25
印　　数	1—10000册
版　　次	2015年5月第1版
印　　次	2015年5月第1次印刷
印　　刷	北京东方明珠印刷有限公司

书　　号	ISBN 978-7-5046-6794-6 / R·1813
定　　价	32.00元

（凡购买本社图书，如有缺页、倒页、脱页者，本社发行部负责调换）

人生必须知道的健康知识科普系列丛书

编委会

总　主　编	郑静晨
副 总 主 编	沈中阳　　王发强　　梁立武　　刘惠亮　　刘海峰
	陈金宏　　李晓雪
编　　　委	（按姓氏笔画排列）

马伏英	马春梅	王　奇	王　莉	王贵生
王晓东	王梅康	王鲜平	王黎娜	邓笑伟
白晓东	白晓东	邢更彦	刘　勇	刘　静
刘卫星	刘庆春	刘振华	刘爱兵	刘惠亮
许建阳	孙　勋	纪小龙	杜明奎	杨　成
杨贵荣	李向晖	李志强	李晓雪	吴士文
吴海洋	张　华	张利岩	张建荣	张咏梅
陈秀荣	陈金宏	陈湘龙	金哈斯	郑静晨
单希征	郝晋东	赵京石	侯世科	徐　红
徐　春	袁　红	唐红卫	陶　海	曹　力
韩承新	程　芮	雷志礼	樊毫军	黎　功
穆学涛				

《血液内科》编委会

主　　编　金哈斯

副　主　编　高　华　鲁燕侠　海　棠

编　　委　（按姓氏笔画排列）

　　　　　　金哈斯　倪美兰　高　华

　　　　　　海　棠　鲁燕侠

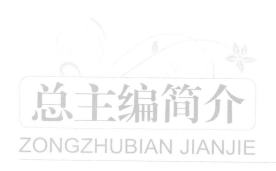

总主编简介

ZONGZHUBIAN JIANJIE

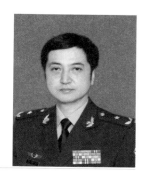

郑静晨，中国工程院院士、国务院应急管理专家组专家、中国国际救援队副总队长兼首席医疗官、中国武警总部后勤部副部长兼武警总医院院长，中国武警总医院现代化医院管理研究所所长。现兼任中国医学救援协会常务副会长、中国医院协会副会长、中国灾害防御协会救援医学会副会长、中华医学会科学普及分会主任委员、中国医院协会医院医疗保险专业委员会主任委员、中国急救复苏与灾害医学杂志常务副主编等，先后被授予"中国优秀医院院长"、"中国最具领导力院长"和"杰出救援医学专家"荣誉称号，2006年被国务院、中央军委授予一等功。

"谦谦为人，温润如玉；激情似火，和善如风"和敬业攀登、意志如钢是郑静晨院士的一贯品格。在他带领的团队中，秉承了"特别能吃苦、特别能学习、特别能合作、特别能战斗、特别能攻关、特别能奉献"的六种精神，瞄准新问题、开展新思维、形成新思路、实现新突破、攻克前进道路上的一个又一个堡垒，先后在现代化医院管理、灾害救援医学、军队卫勤保障、医学科学普及、社会公益救助等领域做出了可喜成就。

在现代化医院管理方面，凭借创新思维实施了"做大做强、以优带强"与"整体推进、重点突破"的学科发展战略，秉承"不图顶尖人才归己有，但揽一流专家为我用"的广义人才观，造就了武警总医院在较短时间内形成肝移植外科、眼眶肿瘤、神经外科、骨科等一批知名学科，推动医疗技术发展的局面。凭借更新理念，实施"感动服务"、"极致化服务"和"快捷服务补救"的新举措，通过开展"说好接诊一句话，温暖病人一颗心"和"学习白求恩，争当合格医务人员"等培训，让职业化、标准化、礼仪化走进医院、走进病区，深化了卫生部提出的开展"三好一满意"活动的实践。凭借"他山之石可以攻玉"的思路，在全军医院较先推行了"标杆管理"、"精细化管理"、"落地绩效管理"、"质量内涵式管理"、"临床路径管理"和"研究型医院管理"等，有力地促进了医院的可持续发展。

在灾害救援医学领域，以重大灾害医学救援需求为牵引，主持建立了灾害救援医学这门新的学科，并引入系统优化理论，提出了"三位一体"救治体系及制定预案、人员配备、随行装备、技能培训等标准化方案，成为组建国家和省（市）救援体系的指导性文件。2001年参与组建了第一支中国国际救援队，并带领团队先后十余次参加国内外重大灾害医疗救援，圆满完成了任务，为祖国争得了荣誉，先后多次受到党和国家领导人的接见。

在推广医学科普上，着眼于让医学走进公众，提高公众的科学素养，帮助公众用科学的态度看待医学、理解医学、支持医学，有效贯通医患之间的隔阂。提出了作为一名专家、医生和医务工作者，要承担医学知识传播链中"第一发球员"的神圣职责，促使医、患"握手"，让医患关系走向和谐的明天。科普是一项重要的社会公益事业，受益者是全体公民和整个国家。面对科普队伍严重老龄化，科普创作观念陈旧，运行机制急功近利等现象，身为中华医学会科学普及分会主任委员，他首次提出了"公众健康学"、"公众疾病学"和"公众急救学"等概念，并吸纳新鲜血液，培养年轻科普专家，广泛开展学术活动，利用电视和报纸两大载体，加强对灾害救援、现场急救、科技推广、营养指导、健康咨询等进行科普宣传，极大地提高了我国公众的医学科学素养。

在社会公益救助方面，积极响应党中央、国务院、中央军委的号召，发扬人民军队的优良传统，为解决群众"看病难、看病贵"及构建和谐社会，自2005年武警总医院与中国红十字会在国内率先开展了"扶贫救心"活动，先后救助贫困家庭心脏病患儿两千余人。武警总医院由此获得了"中国十大公益之星"殊荣，郑静晨院士获得全国医学人文管理奖。2001年，武警总医院与中华慈善总会联手启动了"为了我们的孩子——救治千名少数民族贫困家庭先心病患儿"行动,先后赴新疆、西藏少数民族地区开展先心病儿童筛查,将有手术适应证的患儿转运北京治疗,以实际行动践行了党的惠民政策,密切了民族感情,受到中央多家主流媒体的跟踪报道。

"书山有路勤为径,学海无涯苦作舟。"郑静晨院士勤奋好学、刻苦钻研,不仅在事业上取得了辉煌成就,在理论研究、学术科研领域也成绩斐然。先后主编《灾害救援医学》《现代化医院管理》《内科循证诊治学》等大型专著5部,发表学术论文近百篇,先后以第一完成人获得国家和省部级科研成果二等奖以上奖7项,其中《重大自然灾害医疗救援体系的创建及关键技术、装备研发与应用》获得国家科技进步二等奖,《国际灾害医学救援系列研究》获得华夏高科技产业创新一等奖,《国内国外重大灾害事件中的卫勤保障研究》获得武警部队科技进步一等奖等。目前,还承担着多项国家、全军和武警科研课题,其中"各种自然灾害条件下医疗救援队的人员、装备标准化研究"为国务院指令性课题。

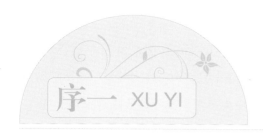

健康是人类的基本需要，人人都希望身心健康。世界卫生组织公布的数据表明，人的健康和寿命状况40%取决于客观环境因素，60%取决于人体自身因素。长期以来，人们把有无疾病作为是否健康的标准。这个单一的健康观念仅关注疾病的治疗，而忽视了疾病的预防，是一种片面的健康观。

在我国，人口老龄化及较低的健康素养教育水平，构成了居民疾病转型的内在因素，慢性非传染性疾病已经成为危害人民健康的主要公共卫生问题，其发病率一直呈现明显上升趋势。据统计，在我国每年约1000万例各种因素导致的死亡中，以心血管疾病、糖尿病、慢性阻塞性肺病和癌症为主的慢性病所占比例已超过80%，已成为中国民众健康的"头号杀手"。慢性病不仅严重影响社会劳动力的发展，而且已经成为导致"看病贵"、"看病难"的主要原因，由慢性病引起的经济负担对我国社会经济的和谐发展形成越来越沉重的压力，考验着我国的医疗卫生体制改革。

从某种层面理解，作为一门生命科学，医学是一门让人遗憾的学科，大多数疾病按现有的医学水平是无法治愈的。作为医生该如何减少这样的困境和尴尬？怎样才能让广大普通老百姓摆脱疾病、阻断或延缓亚健康而真正享受健康的生活？众所周知，国家的繁荣昌盛，离不开高素质的国民，离不开科学精神的浸染；同样，医学科学的进步和疾病预防意识的提升，需要从提高民众的医学科普素质入手。当前，我国民众疾病预防意识平均高度在世界同等国家范围内处于一个较低水平，据卫生部2010年调查结果显示，我国居民健康素养水平仅为6.48%，其中居民慢性病预防素养最低，在20个集团国中排名居后。因此，我们作为卫生管理者、医务工作者，应该努力提高广大民众的医学科学素养，让老百姓懂得疾病的规律，熟悉自我管理疾病的知识，掌握改变生活方式的技巧，促进和提高自我管理疾病的能力，逐步增强疾病预防的意识，这或许是解决我国医疗卫生体系现在所面临困境的一种很好的方式。中华医学会科学普及分会主任委员郑静晨院士领衔主编的《人生必须知道的健康知识科普系列丛书》，正是本着这样的原则，集诸多临床专家之经验，耗时数载，几易其稿，最终编写而成的。

这套医学科普图书具有可读性、趣味性和实用性，有其鲜明的特点：一是文字通俗易懂、言简意赅，采取图文并茂、有问有答的形式，避免了生涩的专业术语和难解的"医言医语"；二是科学分类、脉络清晰，归纳了专家经验集锦、锦囊妙计和肺腑之言，回答了医学"是什么？""为什么？""干什么？"等问题；三是采取便于读者查阅的方式，使其能够及时学习和了解有关医学基本知识，做到开卷有益。

我相信，在不远的将来，随着社会经济的进步，全国人民将逐步达到一个"人人掌握医学科普知识，人人享受健康生活"的幸福的新阶段！

中国医院协会会长 　黄洁夫

二〇一二年七月十六日

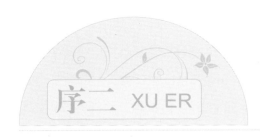
科普——点燃社会文明的火种

科学，是人类文明的助推器；科学家，是科学传播链中的"第一发球员"。在当今社会的各个领域内，有无数位卓越科学家和科普工作者，以他们的辛勤劳动和聪明智慧，点燃了社会文明的火种，有力地促进了社会的发展。在这里，就有一位奉献于医学科普事业的"第一发球员"——中华医学会科学普及分会主任委员郑静晨院士。

2002年6月29日，《中华人民共和国科学技术普及法》正式颁布，明确了科普立法的宗旨、内容、方针、原则和性质，这是我国科普工作的一个重要里程碑，标志着科普工作进入了一个新阶段。2006年2月6日，国务院印发了《全民科学素质行动计划纲要（2006—2010—2020年）》（以下简称《科学素质纲要》）。6年来，《科学素质纲要》领导小组各成员单位、各级政府始终坚持以科学发展观为统领，主动把科普工作纳入全民科学素质工作框架之内，大联合、大协作，认真谋划、积极推进，全民科学素质建设取得了扎扎实实的成效。尽管如此，我国公民科学素质总体水平仍然较低。2011年，中国科协公布的第八次中国公民科学素养调查结果显示，我国具备基本科学素养的公民比例为3.27%，相当于日本、加拿大和欧盟等主要发达国家和地区20世纪80年代末、90年代初的水平。国家的繁荣昌盛，离不开高素质的国民，离不开科学精神的浸染。所以，科普从来不是纯粹的科学问题，而是事关社会发展的全局性问题。

英国一项研究称，世界都在进入"快生活"，全球城市人走路速度比10年前平均加快了10%，而其中位居前列的几个国家都是发展迅速的亚洲国家。半个多世纪以前，世界对中国人的定义还是"漠视时间的民族"。而如今，在外国媒体眼中，"中国人现在成了世界上最急躁、最没有耐性的地球人"。

人的生命只有一次，健康的生命离不开科学健康意识的支撑。在西方发达国家，每年做一次体检的人达到了80%，而在我国，即使是在大城市，这一比例也只有30%~50%。我国著名的心血管专家洪昭光教授曾指出：目前的医生可分为三种。一种是就病论病，见病开药，头痛医头，脚痛医脚，只治病，不治人。第二种医生不但治病，而且治人，在诊病时，能关注患者心理问题，分析病因，解释病情，同时控制有关危险因素，使病情全面好转，减少复发。第三种医生不但治病和治人，而且能通过健康教育使人群健康水平提高，使健康人不变成亚健康人，亚健康人不变成患者，早期患者不变成晚期患者，使整个人群发病率、死亡率下降。

由郑静晨院士担任总主编的《人生必须知道的健康知识科普系列丛书》的正式出版，必将为医学科普园增添一朵灿然盛开的夏荷，用芬芳的笑靥化解人间的疾苦折磨，用亭亭的气质点缀人们美好生活。但愿你、我、他一道了解医学科普现状，走近科普人群，展望科普未来，共同锻造我们的医药卫生科技"软实力"。

是为序。

中国科协书记处书记　　　徐炎章

二〇一二年七月二十一日

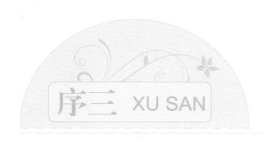

序三 XU SAN

　　"普及健康教育,实施国民健康行动计划"。这是国家《"十二五"规划纲要》中对加强公共卫生服务体系建设提出的具体要求,深刻揭示了开展健康教育,普及健康知识,提高全民健康水平的极端重要性,是建设有中国特色社会主义伟大事业的目标之一,是改善民生、全面构建和谐社会的重要条件和保障,也是广大医务工作者的职责所系、使命所在。

　　人生历程,生死轮回,在飞逝而过的时光岁月里,在玄妙繁杂的尘世中,面对七情六欲、功名利禄、得失祸福以及贫富贵贱,如何安度人生,怎样滋养健康并获得长寿?是人类一直都在苦苦追问和探寻的命题。为了解开这一旷世命题,千百年来,无数名医大师乃至奇人异士都对健康作了仁者见仁、智者见智的注解。

　　为此,我们有必要先弄明白什么是健康?其实,在《辞海》《简明大不列颠百科全书》以及《世界卫生组织宪章》等词典文献中,对"健康"一词都做过明确的解释和定义,在这里没有必要再赘述。而就中文语义而言,"健康"原本是一个合成的双音节词,这两个字有不同的起源,含义也有较大的差别。具体地讲,"健"主要指形体健硕、强壮,因此,有健身强体的日常用语。《易经》中"天行健,君子以自强不息"说的就是这个意思;而"康"主要指心态坦荡、宁静,像大地一样宽厚、安稳,因此,有康宁、康泰、安康的惯常说法。孔圣人所讲的"仁者寿、寿者康"阐述的就是这个道理。据此,我的理解是"健"与"康"体现了中国文化的二元共契与两极互动，活脱就像一幅阴阳互补、和谐自洽的太极图：健是张扬，是亢奋，是阳刚威猛，强调有为进取；康是温宁，是收敛，是从容绵柔，强调无为而治。正如《黄帝内经》的《灵枢·本神》篇里所讲的"智者之养生也，必顺四时而适寒暑，和喜怒而安居处，节阴阳而调刚柔，如是，则避邪不至，长生久视"那样，才能使自己始终处于一个刚柔相济、阴阳互补的平衡状态，从而达到养生、健康、长寿的目的。而至于那种认为"不得病就意味着健康"的认识，是很不全面的。因为事实上，人生在世，吃五谷杂粮，没有不得病的。即使没有明显的疾病，每个人对健康与否的感觉也具有很大的主观性和差异性。换句话说，觉得身体健康，不等于身体没病。《健康手册》的作者约翰·特拉维斯就曾经说过："健康的人并不必须是强壮的、勇敢的、成功的、年轻的，甚至也不是不得病的。"所以，我认为，健康是相对的、动态的，是身体、心灵与精神健全的完美结合和综合体现，是生命存在的最佳状态。

如果说长寿是人们对于明天的希冀，那么健康就是人们今天需要把握的精彩。从古到今，人们打破了时间和疆界的藩篱，前赴后继，孜孜以求，在奔向健康的路上，王侯将相与布衣白丁，医生、护士与患者无不如此。从"万寿无疆"到"永远健康"，这里除了承载着一般人最原始最质朴的祈求和祝愿外，也包含了广大民众对养生长寿之道的渴求。特别是随着社会的进步、经济的发展、人们生活水平和文明程度的提高，健康已成为当下大家最为关注的热点、难点和焦点问题，一场全民健康热、养生热迅速掀起。许多人想方设法寻访和学习养生之道，有的甚至道听途说，误入歧途。对此，我认为当务之急就是要帮助大家确立科学全面的养生观。其实，古代学者早就提出了"养生贵在养性，而养性贵在养德"的理论。孔子在《中庸》中提出"修生以道，修道以仁"，"大德必得其寿"，讲的就是有高尚道德修养的人，才能获得高寿。而唐代著名禅师石头希迁（又被称为"石头和尚"）无际大师，91岁时无疾而终。他曾为世人开列的"十味养生奇方"中的精要就在于养德。他称养德"不劳主顾，不费药金，不劳煎煮"，却可祛病健身，延年益寿。德高者对人、对事胸襟开阔，无私坦荡，光明磊落，故而无忧无愁，无患无求。身心处于淡泊宁静的良好状态之中，必然有利于健康长寿。而现代医学也认为，积德行善，乐于助人的人，有益于提高自身免疫力和心理调节力，有利于祛病健身。由此，一个人要想达到健康长寿的目的，必须进行科学全面的养生保健，并且要清醒地认识到：道德和涵养是养生保健的根本，良好的精神状态是养生保健的关键，思想观念对养生保健起主导作用，科学的饮食及节欲是养生保健的保证，正确的运动锻炼是养生保健的源泉。

"上工不治已病治未病"，意思是说最好的医生应该预防疾病的发生，做到防患于未然。这是《黄帝内经》中最先提出来的防病养生之说，是迄今为止我国医疗卫生界所遵守的"预防为主"战略的最早雏形。其中也包含了宣传推广医学科普知识，倡导科学养生这一中国传统健康文化的核心理念。然而，实事求是地讲，近些年来，在"全民养生"的大潮中，相对滞后的医学科普宣传，却没能很好地满足这一需求。以至于出现了一个世人见怪不怪的现象：内行不说，外行乱说；不学医的人写医，不懂医的人论医。一方面，老百姓十分渴望了解医学防病、养生保健知识；另一方面，擅长讲医学常识、愿意写科普文章的专家又太少。加之，中国传统医学又一直信奉"大医隐于民，良药藏于乡"的陈规，坚守"好酒不怕巷子深"的陋识，由此，就为那些所谓的"神医大师"们粉墨登场提供了舞台和机会。可以这么说，凡是"神医大师"蜂拥而起、兴风作浪的时候，一定是医疗资源分配不均、医学知识普及不够、医疗专家作为不多的时候。从2000年到2010年，尽管"邪门歪道"层出不穷,但他们骗人的手法却如出一辙:出书立传、上节目开讲坛,乃至卖假药卖伪劣保健品,并冠以"国家领导人保健医生"、"中医世家"、"中医教授"等虚构的身份、虚构的学历掩人耳目,自欺欺人。这些乱象的出现,我认为,既有医疗体制上的多种原因,也有传统文化上的深刻根源,既是国人健康素养缺失的表现,更是广大医务工作者没有主动作为的失职。因此,我愿与同行们在痛定思痛之后,勇敢地站出来,承担起维护医学健康的社会责任。

无论是治病还是养生,最怕的是走弯路、走错路,要知道,无知比疾病本身更可怕。世界卫生组织前总干事中岛宏博士就曾指出:"许多人不是死于疾病,而是死于无知。"综观当今医学健康的图书市场,养生保健类书籍持续热销,甚至脱销。据统计,在2009年畅销书的排行榜上,前20名中一半以上与养生保健有关。到目前为止,全国已有400多家出版社出版了健康类图书达数千种之多。而这其中,良莠不齐,鱼目混珠。鉴于此,出于医务工作者的良知和责任,我们以寝食难安的心情、扬清激浊的勇气和正本清源的担当,审慎地邀请了既有丰富临床经验又热衷于科普写作的医疗专家和学者,共同编写了这套实用科普书籍,跳出许多同类书籍中重知识宣导、轻智慧启迪,重学术堆砌、轻常识普及,重谈医论病、轻思想烛照的束缚,从有助于人们建立健康、疾病、医学、生命认识的大视野、大关怀、大彻悟的目的出发,从常见病、多发病、意外伤害、诊疗手段、医学趣谈等角度入手,系统地介绍了一系列丰富而权威的知病治病、自救互救、保健养生、康复理疗的知识和方法,力求使广大读者一看就懂、一学就会,从而相信医学,共享健康。

最后,我想坦诚地说,单有健康的知识,并不能确保你一生的健康。你的健康说到底,还是应该由自己负责,没有任何人能替代。你获得的知识、学到的技巧、养成的习惯、作出的选择以及日复一日习以为常的生活方式，都会影响并塑造你的健康和未来。因此，我们必须从现在开始，并持之以恒地付诸实践、付诸行动。

　　以上就是我们编写此书的初衷和目的。但愿能帮助大家过上一种健康、幸福、和谐、美满的生活，使我们的生命更长久！

武警总医院院长　　郑静晨

二〇一二年七月于北京

一说起血液病大家都不陌生，20 世纪 80 年代日本电视连续剧《血疑》中的主人公，患有血液病，生死离别的故事牵动了数亿观众的心。近年来很多白血病患儿骨髓移植的事情，频频被搬上电视节目。很多人对白血病、淋巴瘤、骨髓瘤、贫血等，感觉非常恐怖，恐怖的原因就是不了解这些疾病。

每个人有 4~6 升的血液在身体内流动着，血液是人类的生命之河。我们所吃的营养物质通过胃肠道吸收到血液再分布到全身器官，全身器官所产生的代谢产物通过血液回流到排泄器官排出。血液参与人体的杀灭细菌、抵御炎症、免疫、出血、凝血、血栓形成过程。因此血液发生疾病，就会出现免疫力低下、贫血、感染、出血、营养缺乏等症状。

近年来，随着医学的发展，血液病的诊治有了很大的进展。白血病、淋巴瘤不再是不治之症，部分类型的白血病、淋巴瘤取得了很好的治疗效果，使人能长期生存。

本书尽量用通俗的语言谈谈我们的血液来自哪里，有哪些成分，血液容易出现哪些疾病，白血病、淋巴瘤、骨髓瘤、贫血等疾病怎么预防，怎么治疗，骨髓移植等问题，让广大群众了解血液，了解血液病，战胜血液病。

金哈斯

二〇一四年十月

C 目录
ONTENTS

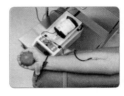
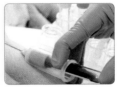

了解血液

贫 血

白血病

淋巴瘤

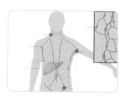
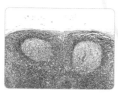

认识淋巴瘤 …………………………………………………………… 58

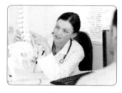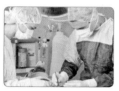

骨髓瘤

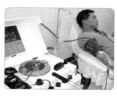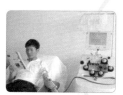

造血干细胞移植

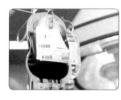
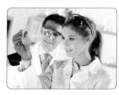

其他血液病

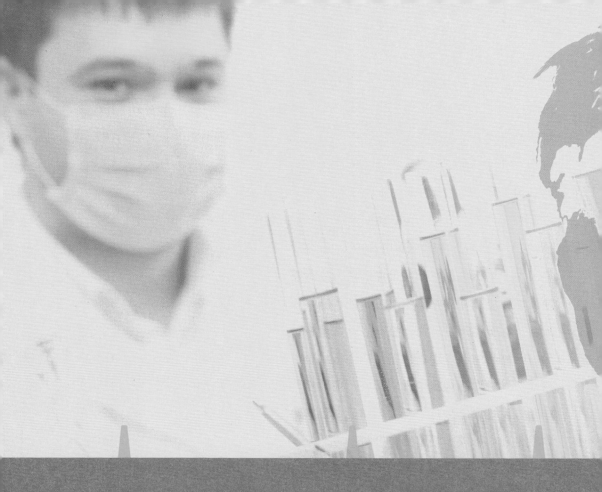

LIAOJIE XUEYE

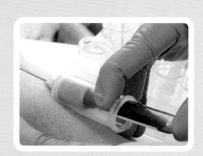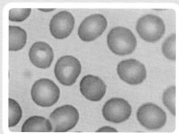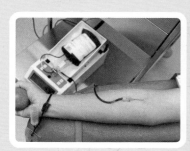

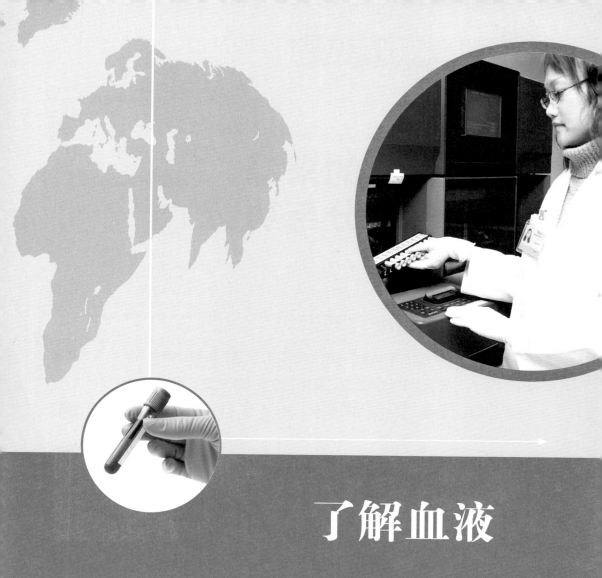

了解血液

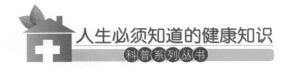
血液的来源、成分与功能

我们的血液来自哪里

　　人在娘胎时，靠肝脏造血。从出生到4岁，全身骨骼的骨髓有活跃的造血功能。5～7岁时，管状骨开始不造血，骨髓逐渐被脂肪代替，到18～20岁时人只有颅骨、胸骨、肋骨、脊柱及髂骨造血。因此，成人的血液来自这些骨骼的骨髓。

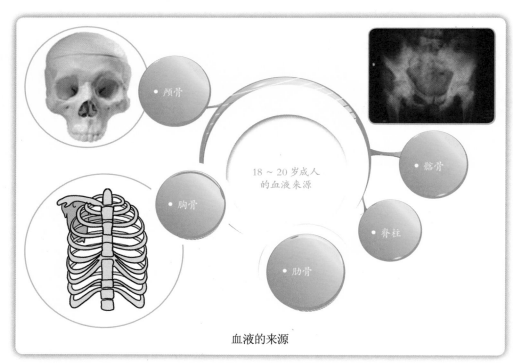

血液的来源

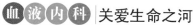

血液的组成是怎样的

　　血液是流动在人体血管和心脏中的一种红色黏稠液体。血液由血浆和血细胞组成，相对密度为 1.050 ～ 1.060，pH 值为 7.35 ～ 7.45，渗透压为 280 ～ 320 毫摩 / 升。

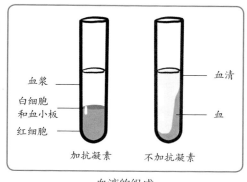

血液的组成

了解血液

血浆的组成是怎样的，有哪些功能

　　血浆为浅黄色半透明液体，除含有大量水分以外，还有无机盐、纤维蛋白原、白蛋白、球蛋白、酶、激素、糖类、脂肪、蛋白质等各种营养物质，以及尿酸、肌酐等代谢产物。血浆有运输营养，调节人体温度、渗透压和酸碱平衡，参与免疫、凝血和抗凝血等功能。

血细胞有哪些

　　血细胞由红细胞、白细胞和血小板 3 种细胞组成。

为什么血细胞分 3 种

　　人的颅骨、胸骨、肋骨、脊柱的红骨髓中，有造血干细胞。造血干细胞在骨髓中发育分化逐渐变成红细胞、白细胞和血小板。这 3 种细胞组成血细胞，并发挥各自的功能。

红细胞有哪些功能

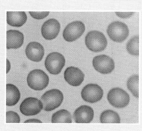

红细胞

成熟的红细胞没有细胞核及细胞器，呈双凹碟形，直径 7～8 微米。红细胞内的蛋白质主要是血红蛋白。红细胞膜上的糖蛋白决定了血型的类别。红细胞的主要功能是运进氧气运出二氧化碳。

白细胞有哪些功能

白细胞的主要功能是杀灭细菌，抵御炎症，参与体内免疫过程。

白细胞有哪几类

白细胞分 3 类，即粒细胞、单核细胞和淋巴细胞。粒细胞再分为中性粒细胞、嗜酸粒细胞和嗜碱粒细胞 3 种细胞。因此，也可以说白细胞分为 5 种。

为什么白细胞分那么多种

白细胞分 5 种，单核细胞、淋巴细胞、中性粒细胞、嗜酸粒细胞和嗜碱粒细胞。骨髓中的造血干细胞逐渐分化为 5 种白细胞，发挥着不同的功能。

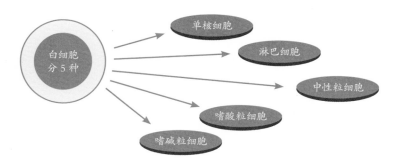

中性粒细胞有哪些功能

中性粒细胞是白细胞中的主要部分，占白细胞的 50%～70%，主要功能是吞噬细菌和坏死细胞。

嗜酸粒细胞有哪些功能

嗜酸粒细胞占白细胞的 0.5%～5%，主要功能是抑制组胺释放，在人体发生过敏反应和蠕虫感染时，嗜酸粒细胞增多。

嗜碱粒细胞有哪些功能

嗜碱粒细胞占白细胞的 0%～1%，主要功能是释放组胺、肝素、过敏性慢反应物质，参与人体的过敏反应、抗凝血过程。

单核细胞有哪些功能

单核细胞占白细胞的 3%～8%，主要功能是吞噬细菌、病毒、肿瘤细胞与衰老的红细胞等。

淋巴细胞有哪些功能

淋巴细胞占白细胞的 20%～40%，主要功能是参与人体的免疫过程。

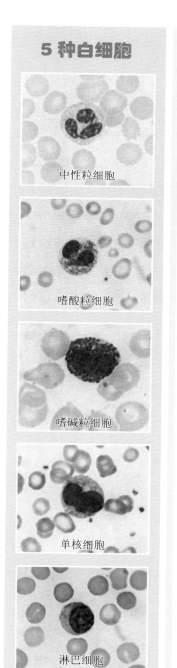

5 种白细胞

中性粒细胞

嗜酸粒细胞

嗜碱粒细胞

单核细胞

淋巴细胞

了解血液

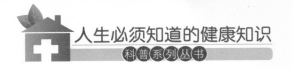
血小板有哪些功能

血小板的主要功能是参与止血、凝血过程。

人体有多少血

人体内血液的总量称为血量，是血浆量和血细胞的总和。每个人体内的血液量，是根据人的体重来决定的。正常人的血液总量相当于体重的 7% ～ 8%，或相当于每千克体重 70 ～ 80 毫升，其中血浆量为 40 ～ 50 毫升。每立方毫米血液中有 350 万～ 500 万个红细胞，4000 ～ 10000 个白细胞，10 万～ 30 万个血小板。另外，同样体重的人，瘦者比肥胖人的血量稍多一点，男人比女人的血量要多一些。如一个 60 千克体重的男人约有 4800 毫升血，一个 50 千克体重的女人约有 3750 毫升血。

血液黏稠度增加对身体有影响吗

全血的相对黏稠度为纯水的 4 ～ 5 倍；血浆为 1.6 ～ 2.4 倍；血中红细胞、白细胞和血小板增多，超出正常范围均可增加血液黏稠度，血糖血脂超过正常范围也增加血液黏稠度，时间久了，可形成血栓，堵塞血管，妨碍血流。

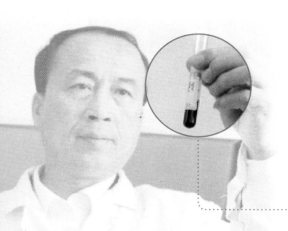

为什么要经常化验血液

机体的生理变化和病理变化往往引起血液成分的改变，所以血液成分的检测有重要的临床意义。

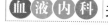

血细胞的寿命有多长

红细胞平均寿命为 120 天，白细胞寿命为 9～13 天，血小板寿命为 8～9 天。一般情况下，每人每天都有 40 毫升的血细胞衰老死亡，同时，也有相应数量的细胞新生。

安全的血液是怎样的

安全的血液指的是不含有任何病毒、寄生虫、药物、酒精、化学物质或其他能给受血者带来损害、危险或疾病的外来物质。

血液的颜色有差别吗

血液的颜色是有差别的，血液的红色来自红细胞内的血红蛋白。血红蛋白含氧量多时呈鲜红色（动脉血），含氧量少时呈暗红色（静脉血）。通常献血抽的是静脉血，所以外观看上去呈暗红色。若血含较多的高铁血红蛋白或其他血红蛋白衍生物，则呈紫黑色。血浆（或血清）因含少量胆红素，看上去呈透明淡黄色；若含乳糜微粒，则呈乳白浑浊；若发生溶血，则呈红色血浆。

血常规检验的正常范围是多少

骨髓造血时如果造血太多或者太少都可能引发血液病。骨髓造血的量有适当范围才能保证身体健康。因此红细胞、白细胞、血小板都有正常范围值。这些正常值就是我们去医院经常检查的血常规。

红细胞数正常值：男性 $4.5 \times 10^{12} \sim 5.5 \times 10^{12}$/升；女性 $3.5 \times 10^{12} \sim 5.5 \times 10^{12}$/升。

了解血液

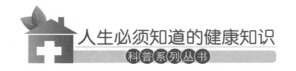

血红蛋白浓度正常值：男性 120 ～ 160 克 / 升；女性：110 ～ 150 克 / 升。

白细胞总数：4×10^9 ～ 10×10^9/ 升，其中中性粒细胞占 50% ～ 70%，淋巴细胞占 20% ～ 40%，单核细胞占 3% ～ 7%，嗜酸粒细胞占 0.5% ～ 5.0%，嗜碱粒细胞占 0 ～ 1%。

外周血血小板计数正常值：100×10^9 ～ 300×10^9/ 升。

骨髓造血太多或者太少会引起什么病

骨髓造血功能要在适当范围内，超出范围均可引起疾病。例如，白细胞造的太多，会引起白血病；红细胞造的太多；会引起红细胞增多症；血小板造的太多，会引起血小板增多症。红细胞造的少了，会引起贫血；白细胞造的少了，会引起白细胞减少症；血小板造的少了，会引起血小板减少症。

为什么血液病都要做骨髓穿刺

骨髓是造血的场所。红骨髓中有造血干细胞。造血干细胞是一类具有自我更新并有较强分化发育和再生能力，可以产生各种类型血细胞的细胞。血液中的红细胞、血小板、淋巴细胞、粒细胞等都是由造血干细胞在骨髓中经过多次分化发育而成的。因此人体发生血液病，首先反映在骨髓。所有的血液病均需通过骨髓检查才能诊断。

从新生儿到 4 岁的幼儿，全身骨髓有活跃的造血功能，到成人时红骨髓仅限于颅骨、胸骨、肋骨、脊椎及髂骨。因此骨髓穿刺部位常选择髂骨或胸骨。

骨髓穿刺是经局部麻醉后，用骨穿针刺入骨髓腔内抽 0.2 ～ 0.4 毫升骨髓做涂片。骨髓穿刺不会对人体造成危害，除隐约疼痛一段时间以外无任何后遗症。

为什么有些血液病还要做骨髓活检

骨髓穿刺涂片能够反映各系血细胞如红细胞、血小板、淋巴细胞、粒细胞等的发育过程中各种细胞形态，但不能反映骨髓造血细胞及前体细胞的空间定位，也无法显示骨髓内的间质结构，诸如脂肪细胞、血管结构、网状纤维支架，因此骨髓穿刺不能够诊断的疾病有时需要骨髓活检来诊断。骨髓活检和骨髓穿刺一样，经过局部麻醉后，用骨髓活检针刺入骨髓，取出一小块骨髓组织做病理检查。

骨髓穿刺及骨髓活检会伤身体吗

骨髓穿刺是血液病诊断常用的检查方法，在许多血液病尤其是许多恶性血液病的诊断和鉴别诊断方面是必需的。有人担心骨髓穿刺会伤身体，其实这种担心是毫无必要的。骨髓穿刺涂片检查只需 0.2 毫升左右的髓液，对全身有几千毫升髓液来说是微不足道的，对身体没有任何影响。骨髓活检仅取米粒大小骨髓组织，对身体也没有任何影响。

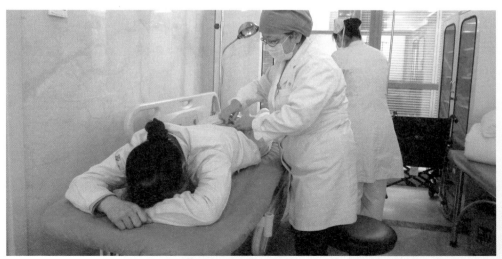

骨髓穿刺示意图

了解血液

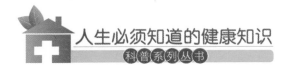
输血与献血

人体常见的血型有哪些

　　血型是人类血液型别的一种标志。人与人之间的血型并不完全相同。通常所说的 ABO 血型，就是指血液中红细胞所带不同的抗原物质而言的。在红细胞上含有 A 抗原的，称为 A 型；含有 B 抗原的，称为 B 型；同时含有 A 和 B 两种抗原的，称为 AB 型；既不含 A 抗原又不含 B 抗原的称为 O 型。 血型与献血、输血及骨髓移植有直接的关系。

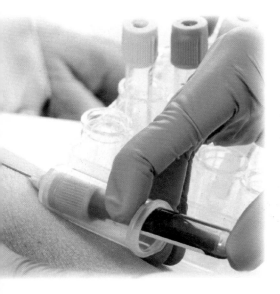

为什么输血前要做交叉配血实验

　　输血前，不仅要用标准血清鉴定 ABO 血型，还要将供血者的红细胞与受血者的血清、供血者的血清与受血者的红细胞做交叉配血试验。前者为主反应，后者为次反应。只有主次反应均无凝集才可输血。输血前一定要做交叉配血试验，其目的一为复查血型，二为发现亚型。

Rh 血型是怎么回事

　　Rh 是恒河猴外文名称的头两个字母。科学家在 1940 年做动物实验时，发现恒河猴和多数人体内的红细胞上存在 Rh 血型的抗原物质，故而命名。凡是人体血液红细胞中有 Rh 抗原的，称为 Rh 阳性，而缺乏 Rh 抗原的人是 Rh 阴性。这样就使已发现的红细胞 A、B、O 及 AB 4 种主要血型的人，又都分别一分为二地被划分为 Rh 阳性和阴性两种。　据调查，我国汉族人群的 Rh 阳性者为 99.6% ～ 99.8%，而少数民族中 Rh 阴性的发生率较高，如苗族 12.3%，维吾尔族 4.96%。

了解血液

Rh 血型有何意义

　　Rh 血型的主要临床意义如下：

　　（1）与输血有关。Rh 阴性的人如果首次输入 Rh 阳性血，在 Rh 抗原刺激下，血清内出现 Rh 抗体，以后再次输入 Rh 阳性血时就会产生输血反应。

　　（2）与怀孕有关。Rh 阴性妇女如果怀了 Rh 阳性胎儿，由于孕妇与胎儿血型不合，母体产生了与胎儿红细胞血型抗原相对应的抗体，经胎盘进入胎儿体内引起溶血。如果妇女多次怀死胎，多次婴儿死于黄疸，则应考虑 Rh 血型不合可能。

人体什么时候需要输血

　　（1）创伤、烧伤的治疗及抢救时。

　　（2）实施外科手术时。

　　（3）各种血液病。

　　（4）器官移植。

　　（5）产后大出血。

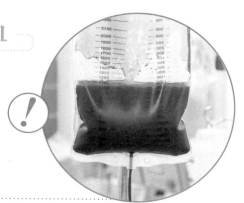

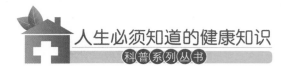

人生必须知道的健康知识

科普系列丛书

为什么说 O 型血是"万能血"的观念过时了

过去，由于战地血源紧缺及输血水平低下，以致在同型血源缺乏时不得不采取 O 型血作为"万能血"，因此 O 型血者曾被称为"万能供血者"。这是因为 O 型血者的红细胞上既无 A 抗原，也无 B 抗原，其红细胞可以被 A、B、AB 型血者接受。当少量输入 O 型全血时被受血者的大量血液稀释，也就不会大量破坏受血者的红细胞了。但当 A、B、AB 三种血型者接受较多 O 型血全血时或者再次输血时，会发生溶血性输血反应。所以，现在凡是输全血都是使用同型血。可以说，"万能供者"的观念早已过时。但是，在进行红细胞成分输血时，由于 O 型血中的红细胞没有 A 抗原和 B 抗原，因此将 O 型血的红细胞输给不同血型的受血者则是可行的。

什么是成分输血

成分输血是指把血液的各种成分分离出来，保存并输给所需要的患者。即把献血者献的血通过血细胞分离机分离出红细胞、血小板和血浆等成分。输成分血有很多优点。

为什么要提倡输成分血

（1）提高治疗效果。

（2）减少输血不良反应，提高输血安全性。

（3）便于保存，使用方便。

（4）一血多用，节省血源。

（5）减少输血传染病。

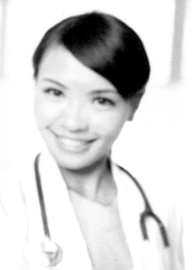

了解血液

什么时候输红细胞

患者发生贫血、大手术大量失血、产后大出血等情况时输红细胞。

什么时候输血小板

患者发生血小板减少，有出血倾向时输注血小板。

白细胞能输吗

由于血液中的致病因子，如细菌、病毒等多藏在白细胞中，因此一般不输白细胞。

什么时候输血浆

烧伤患者，血浆白蛋白低，患者可输血浆。

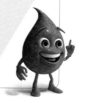

为何不宜输注"安慰血""人情血"和"营养血"

肝炎和艾滋病等传染病有可能通过输血传播。因此国家专门建立中心血站统一管理和检测血制品，保证血制品的安全。安慰血、人情血、营养血不能保证血制品的安全，因此不宜输注。

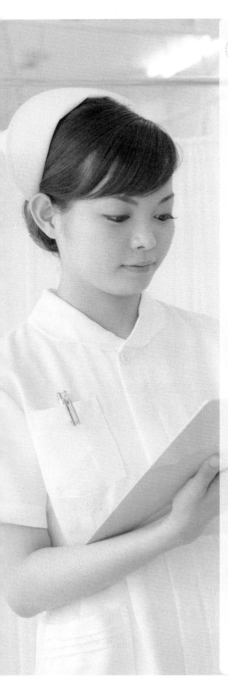

哪些人不能献血

患有乙型肝炎、丙型肝炎等传染性疾病者；艾滋病病毒抗体检验确认阳性反应者，或怀疑自己感染艾滋病病毒者；静脉注射药物成瘾，或长期使用血液制剂者；曾从事高危行为的人群：如吸毒者、同性恋者、有多个性伴侣者，服用或注射兴奋剂类药物者；曾与以上高危行为的人群发生性行为者，或曾利用金钱交易与别人发生性行为者；怀疑或确诊性病患者，如淋病、梅毒、尖锐湿疣等。

献血者体检标准有哪些

（1）年龄：18～55周岁。

（2）体重：男大于50千克，女大于45千克。

（3）血压12.0～18.7/80～12.0千帕（90～140/60～90毫米汞柱），脉压差大于4.0千帕（30毫米汞柱）。

（4）脉搏：60～100次/分。

（5）体温正常。

（6）皮肤无黄染，无创面感染，无大面积皮肤病，浅表淋巴结无明显肿大。

（7）五官无严重疾病，巩膜无黄染，甲状腺不肿大。

（8）四肢无严重残疾，无严重功能性障碍及关节无红肿。

（9）胸部：心肺正常（心脏生理性杂音可视为正常）。

（10）腹部：腹平软，无肿块、无压痛，肝脾不肿大。

（11）化验肝功正常，乙肝、丙肝、艾滋病、梅毒阴性。

（12）复检肝功，乙肝、丙肝、艾滋病、梅毒再次阴性。

一次献血 200 毫升或 400 毫升会影响身体健康吗

了解血液

我们知道，一个健康人的血液总量占人体重量的 8% 左右。一个体重 50 千克的健康人，约有 4000 毫升的血液。平时，有 80% 的血液在心脏和血管里流动，以维持正常的生理功能，还有 20% 的血液储存在肝、脾等脏器内。一旦失血或在体力活动增强的时候，这些储存血液就会进入血循环系统。一个人一次献血 200 毫升，仅占人体血液总量的 5%，同时储存血液就会马上补充。血容量在几分钟到几十分钟就能恢复正常，血浆蛋白质由于肝脏合成功能加快，一两天就恢复正常。血小板、白细胞和红细胞，虽然制造过程长而复杂，也能够在几周内恢复原状。因此献血 200 毫升或 400 毫升，对身体健康是不会有任何影响的。

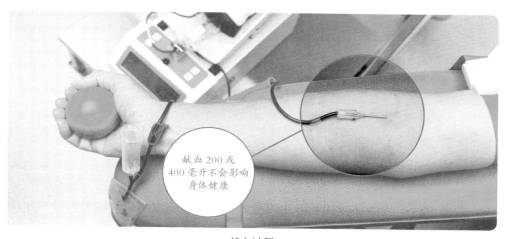

献血过程

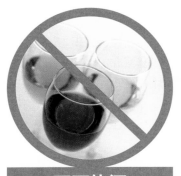

不可饮酒

献血前后要注意什么

（1）献血前：保证充足睡眠，休息好；前两天勿吃肥肉或油腻食物；切勿暴饮暴食，适当补充营养。献血当天不要做剧烈运动；献血前精神不要过分紧张。

（2）献血后：保持针眼处清洁，3天内不要擦洗；不要饮酒。避免细菌感染。

为什么要倡导一次献血 400 毫升

一次献血 400 毫升，对献血者健康不会产生影响，对受血者有三大好处。

（1）输注单人份血液比输注多人份血液的输血不良反应会大幅度减少。

（2）由于窗口期问题，献血者血液中可能感染了未知病毒等原因，目前，输血尚具有一定的风险。通常失血患者临床用血一次至少 400 ～ 600 毫升，若一次献血 200 毫升，则一次输血至少需要 2 人至 3 人份血液，受血者输血风险增加 1 倍以上。

（3）输血免疫反应显著降低：由于血液也是一种异体组织，一个人如果输入他人的血液可引起一些免疫反应，如 HLA 同种免疫引起的发热反应、输血相关性移植物抗宿主病、血浆蛋白引起的过敏反应等等。如果献血者一次献血量为 400 毫升，可使受血者被输入的血液来源减半，致敏原减半，输血免疫反应显著降低。

献血会感染疾病吗

采血部门所用的针头、血袋及所有耗材都具有国家资质，都是经过严格灭菌的一次性医疗用具。每位献血者使用一个新血袋，采足血液后针头当场剪掉，集中做无害化处理。因此，献血是安全的，不会感染任何疾病。

献了一次血后是不是就必须不停地献血

献血后不会使机体以不正常的速度生产血液，更不会因血液生产过多而迫使您不停地献血，因为献一次血，对机体造血功能的影响与流一次鼻血、经过一次月经、受一次小外伤没有什么不同。

献血对人体有哪些好处

（1）反复献血可以预防心脑血管病。

（2）经常献血可以降低血脂。

（3）献血可以预防心脏病。

发生献血反应的比例有多少

有关专家用了两年时间，观察了42359人次献血，发生献血反应84人次，占献血人次的0.2%。所有人次经对症治疗和必要的护理后均恢复正常，无任何后遗症。这84例献血全身反应均在采血接近400毫升或在采完后发生。其中男性13例，女性71例；轻型51例，中型23例，重型10例。

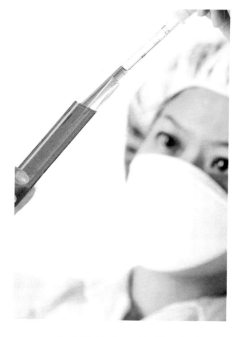

（本章编者：高 华 金哈斯）

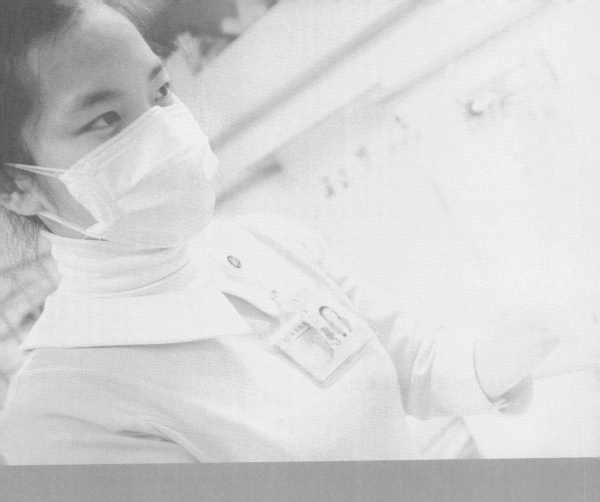

PINXUE

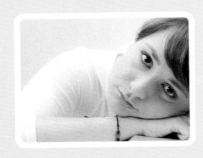

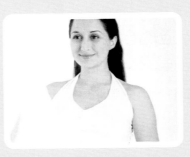

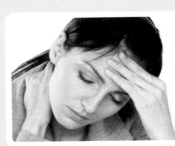

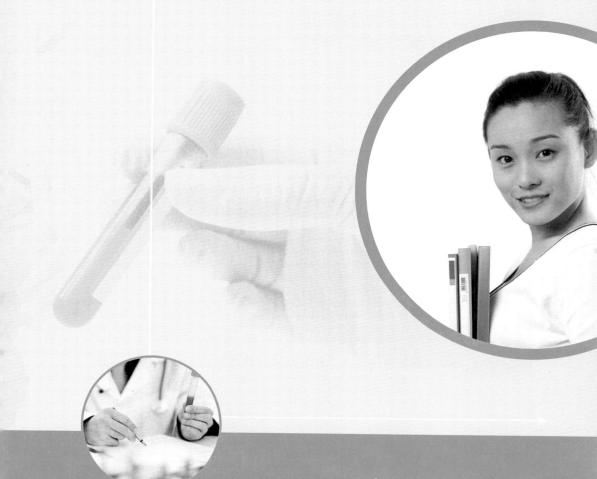

贫 血

认识贫血

贫血是由多种不同疾病引起的症状吗

贫血是由多种不同原因或疾病引起的症状。因此诊断贫血时找出病因，针对造成贫血的不同原因进行诊治才能取得较好的效果。

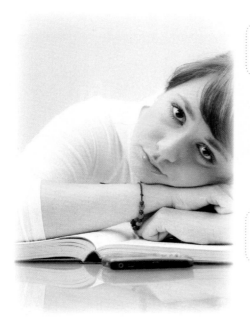

人发生贫血时是否没有任何不适感觉

人发生轻度贫血时身体已适应贫血，可以无任何不适症状，但在医院化验时可发现贫血。

头晕乏力、脸色苍白是贫血的主要表现吗

头晕乏力、脸色苍白是贫血的表现。

患者患有贫血时常感觉身体日渐虚弱，长叹"今不如昔"，精神倦怠，肢体酸沉，少气无力，嗜卧懒动，头晕、头痛、

眼花、耳鸣、心悸、气短，甚则晕厥。患有贫血时，还会出现面色苍白、萎黄，唇舌淡无血色，结膜色淡，毛发枯槁不泽，脱发；指甲平塌凹陷，易折易裂；皮肤干燥皱缩，弹性较差；口腔糜烂，牙龈肿胀，舌面光剥无苔等症状。

轻重度贫血是怎么分的

化验血常规血红蛋白正常值：男性 120 ～ 160 克 / 升，女性：110 ～ 150 克 / 升。如果血红蛋白低于正常值，但大于 90 克 / 升时叫轻度贫血。血红蛋白在 60 ～ 90 克 / 升叫中度贫血。血红蛋白在 30 ～ 60 克 / 升叫重度贫血。血红蛋白低于 30 克 / 升叫极重度贫血。

哪些疾病容易引起贫血

引起贫血的疾病较多，常见的是失血，例如外伤引起出血导致贫血，痔出血、消化性溃疡出血导致贫血、产后出血、月经过多导致的贫血。其次是营养物质缺乏导致贫血，例如儿童缺铁、缺维生素 B_{12}、叶酸导致贫血。再次是骨髓疾病导致贫血，如再生障碍性贫血，各种白血病，因免疫或者遗传性疾病导致红细胞破坏过多引起溶血性贫血，恶性肿瘤浸润骨髓导致贫血等。

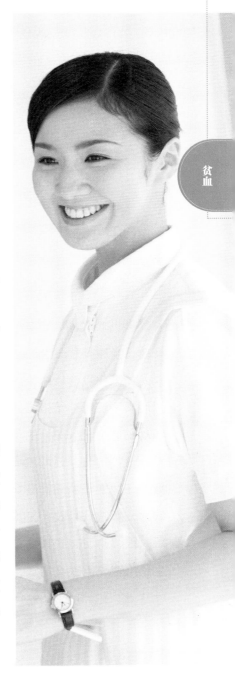

贫
血

缺铁性贫血

生长期儿童和哺乳期婴儿是否容易患缺铁性贫血

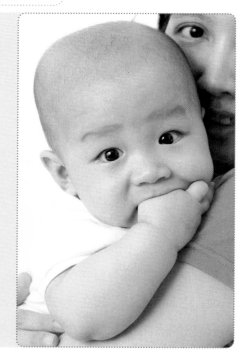

  婴儿哺乳期，尤其是早产儿、孪生儿或母亲原有贫血者，易患缺铁性贫血。婴儿如果仅以含铁较少的人乳喂养，出牙后又不及时补给蛋类、青菜类、肉类和动物肝等含铁较多的副食品，即可导致缺铁性贫血。妊娠和哺乳期中需铁量增加，加之妊娠期胃肠功能失常，胃酸缺乏，影响铁吸收，尤其是在多次妊娠后，很容易引起缺铁性贫血。青少年因生长迅速，需铁量增加，容易发生缺铁性贫血。

慢性失血者是否容易患缺铁性贫血

慢性失血者，例如钩虫病引起慢性少量肠道出血、上消化道溃疡反复多次出血、多年肛肠痔出血、妇女月经量过多，消化道恶性肿瘤隐性出血均可导致缺铁性贫血。

缺铁性贫血有哪些表现

缺铁性贫血者常出现面色萎黄或苍白，倦怠乏力，食欲减退；头晕耳鸣，甚则晕厥，稍活动即感气急，心悸不适；妇女可有月经不调、闭经等。久病者可有指甲皱缩、不光滑、反甲，皮肤干枯，毛发干燥脱落；心动过速，心脏强烈搏动，心尖部或肺动瓣区可听到收缩期杂音；可发生浮肿；有舌炎、口角破裂。

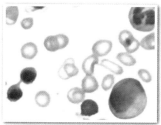

缺铁性贫血可见
红细胞小、少、不饱满等

缺铁性贫血怎么治疗

补铁治疗。

用茶水服用铁剂行吗

补铁时，不可用茶水送服，因茶含有鞣酸，影响铁吸收。补铁时，也禁忌与钙剂、镁剂同服。

禁用茶水
服用铁剂

贫血

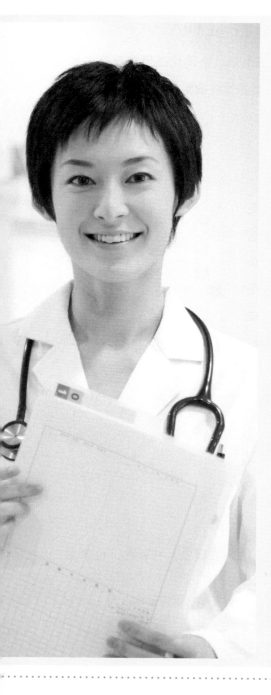

空腹口服铁剂行吗

口服铁剂有胃肠道反应，因此不能空腹服用，为减少口服铁剂的胃肠道反应，可在进食或餐后服用，如果饭后服用仍有反应，可减少服药量和次数或改变剂型。

口服铁剂血红蛋白恢复正常后还需要继续服用铁剂吗

血红蛋白恢复正常后，骨髓的储存铁仍呈缺乏状态，因此仍需继续服用铁剂 3～6 个月，以补充储存铁，防止缺铁性贫血的复发。

治疗缺铁性贫血去除引起缺铁的病因是否很重要

治疗缺铁性贫血去除引起缺铁的病因很重要，例如月经过多引起的，一定要去妇产科治疗子宫出血问题。痔出血积极治疗痔疮。消化性溃疡出血应积极治疗溃疡。如果不能去除缺铁原因，缺铁性贫血就得不到纠正，即使纠正后也易复发。

巨幼细胞性贫血

哪些人容易缺乏叶酸

新鲜蔬菜摄入少、过度烹调或者食用腌制食物者容易缺乏叶酸。1／3妊娠妇女有叶酸缺乏，常发生于妊娠中末期和产后，感染、饮酒、妊娠高血压、缺铁及分娩时出血过多。婴儿期好发于6个月到2岁的婴幼儿，尤其应用山羊乳及煮沸后的牛奶喂养者，母亲有营养不良者。

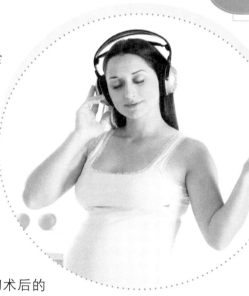

哪些人容易缺乏维生素 B_{12}

绝对素食者、老年人、萎缩性胃炎、胃全切术后的患者易导致维生素 B_{12} 缺乏。

叶酸缺乏导致的巨幼细胞性贫血有哪些表现

叶酸缺乏导致的巨幼细胞贫血常出现面色萎黄或苍白, 倦怠乏力, 食欲减退; 头晕耳鸣, 甚则晕厥, 稍活动即感气急, 心悸不适。久病者可有指甲皱缩、不光滑、反甲, 皮肤干枯, 毛发干燥脱落; 心动过速; 可发生浮肿; 有舌炎、口角破

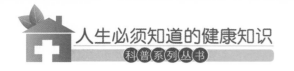
裂；白细胞和血小板减少，以及消化道症状如食欲减退、腹胀、腹泻及舌炎等，以舌炎最为突出（舌质红、舌乳头萎缩、表面光滑，俗称"牛肉舌"，伴疼痛）。

维生素 B_{12} 缺乏导致的巨幼细胞性贫血有哪些表现

维生素 B_{12} 缺乏时除了贫血症状外常伴神经系统症状，如乏力、手足麻木、感觉障碍、平衡失调及行走困难等。小儿和老年患者常出现精神症状，如抑郁、嗜睡或精神错乱。

巨幼细胞性贫血怎么治疗

补充治疗。根据缺啥补啥的原则，应补充足量直到补足应有的贮存量。叶酸缺乏者可口服叶酸，每日 3 次，每次 5 毫克。对肠道吸收不良者也可肌内注射甲酰四氢叶酸钙 3 ～ 6 毫克 / 天，直至贫血和病因被纠正。维生素 B_{12} 缺乏可应用肌肉注射维生素 B_{12}，每天 100 微克，连续 2 周，以后改为每周 2 次，直到血红蛋白恢复正常。凡萎缩性胃炎、胃切除者，需终身维持治疗。如不能明确是哪一种缺乏，也可以维生素 B_{12} 和叶酸联合应用。

补充叶酸、维生素 B_{12} 治疗时是否也补充氯化钾及铁剂

补充叶酸、维生素 B_{12} 治疗巨幼细胞性贫血时要定期检查血清钾，适当补充氯化钾。尤其老年、进食差，有神经系统、心脏症状者，需要补钾，也要适当补充铁剂。

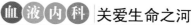

 # 再生障碍性贫血

贫血

再生障碍性贫血的主要表现是什么

再生障碍性贫血在各种年龄、性别均可发病，主要表现为出血、感染和贫血。贫血逐步加重，伴明显的乏力、头晕及心悸等。出血，如鼻出血、牙龈出血患者易感冒，易发生咽炎、气管炎、肺部感染和肠炎等各种感染。

再生障碍性贫血和白血病一样吗

对患者来说，再生障碍性贫血和白血病的感觉是一样的，都有贫血、出血感染症状，但检查血常规、骨髓检查结果很不一样，治疗方法也很不同。

人为什么会得再生障碍性贫血

到目前为止，再生障碍性贫血发生的确切原因还不清楚，但一般认为与病毒感染、化学因素、电离辐射和遗传因素等有关系。

怎样预防再生障碍性贫血

一般认为此病的发生与电离辐射、某些化学制剂、药物和病毒等因素有关。特别是与一些家庭装修材料的有害物质的污染有关。预防再生障碍性贫血要尽可能避免接触放射线，避免接触苯、甲醛及其衍生物，如不使用含超标苯、甲醛浓度的家庭装修材料，不接触农药、汽油、油漆等。尽量避免使用保泰松、氯霉素等化学药物。另外，还要注意增强体质，合理膳食，防止病毒感染。

再生障碍性贫血分几类

再生障碍性贫血分急性再生障碍性贫血和慢性再生障碍性贫血两类。

急慢性再生障碍性贫血怎么区分

急性再生障碍性贫血起病急，贫血呈进行性加剧，常伴有严重感染、内脏出血。血红蛋白较低，外周血白细胞数低于 $0.5 \times 10^9/$升，血小板计数低于 $20 \times 10^9/$升。

慢性再生障碍性贫血发病较急性再生障碍性贫血缓慢，贫血、感染、出血相对较轻。血红蛋白、白细胞、血小板均低，但都达不到急性再生障碍性贫血的程度。

急性再生障碍性贫血是非常严重的疾病吗

急性再生障碍性贫血是一种起病急、进展迅速、病死率高的疾病，非常严重，患者高热、贫血进行性加重、出血部位广泛，除皮肤、黏膜外，还常有深部出血，如便血、血尿、子宫出血或颅内出血，危及生命。皮肤感染、肺部感染多见，严重者发生败血症，病情险恶，一般的对症治疗不易奏效。因此，急性再生障碍性贫血患者应尽早到有造血干细胞移植条件的医院就诊，争取时间做配型，进行造血干细胞移植治疗。

急性再生障碍性贫血怎么治疗

异体造血干细胞移植和免疫抑制治疗是当前治疗急性再生障碍贫血的有效方法。免疫抑制治疗包括抗胸腺细胞球蛋白、环孢素、大剂量激素、大剂量免疫球蛋白和大剂量环磷酰胺等。

慢性再生障碍性贫血是怎样的

慢性再生障碍性贫血起病及进展较缓慢。贫血往往是首发和主要表现。出血较轻，以皮肤黏膜为主。除妇女易有子宫出血外，很少有内脏出血。感染以呼吸道多见，合并严重感染者少。慢性再生障碍性贫血不需要做造血干细胞移植。

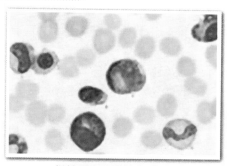

慢性再生障碍性贫血可见
骨髓细胞增生低下、稀疏

慢性再生障碍性贫血怎么治疗

慢性再生障碍性贫血的治疗方法有雄激素、免疫抑制剂如环孢素、胸腺肽，激素，中医中药等。

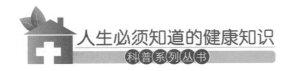

阵发性睡眠性血红蛋白尿

哪些人易患阵发性睡眠性血红蛋白尿

阵发性睡眠性血红蛋白尿好发生于 25 ～ 45 岁的人，男性多于女性。

人为什么会得阵发性睡眠性血红蛋白尿

阵发性睡眠性血红蛋白尿是由于免疫功能失常导致红细胞膜本身有缺陷，慢性溶血引起的贫血。

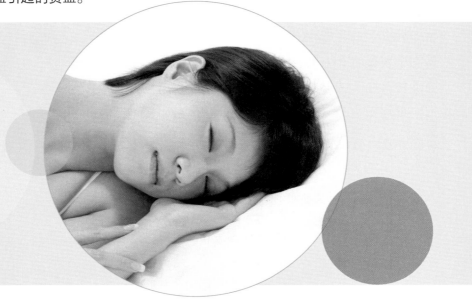

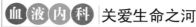
阵发性睡眠性血红蛋白尿
有哪些不适表现

　　阵发性睡眠性血红蛋白尿发病隐袭，病程迁延，以贫血、酱油或浓茶色尿、血栓形成和感染为主要表现。病情轻重不一。由于贫血大都是缓慢发生的，患者常有较好的适应能力，所以血红蛋白虽低但仍能活动，甚至工作。此外，由于长期溶血，皮肤有含铁血黄素沉积，因而脸面及皮肤常带暗褐色。患者的尿呈酱油或浓茶色，叫血红蛋白尿，一般持续 2～3 天，不加处理自行消退。血红蛋白尿的症状一般在早晨较重，下午较轻，常与睡眠有关。

贫血

阵发性睡眠性血红蛋白尿
容易反复吗

　　阵发性睡眠性血红蛋白尿病程较长，容易反复发作。

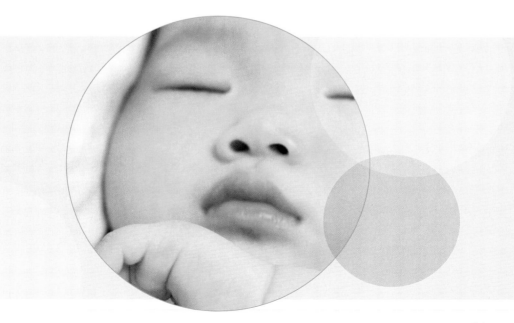

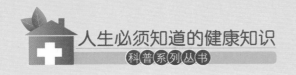
什么情况下阵发性睡眠性血红蛋白尿容易反复

阵发性睡眠性血红蛋白尿易反复，诱发因素有感染、月经、输血、手术、饮酒、疲劳、情绪波动及服用药物如铁剂、维生素C、阿司匹林和磺胺药等。

阵发性睡眠性血红蛋白尿易合并血栓吗

10%的阵发性睡眠性血红蛋白尿患者合并血栓形成。血栓好发部位为肝静脉和腔静脉。

阵发性睡眠性血红蛋白尿易合并胆石症、黄疸、肝功能损害吗

阵发性睡眠性血红蛋白尿是慢性溶血性疾病，长期的高胆红素血症可导致黄疸、胆石症及肝功能损害。

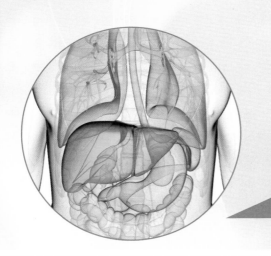

阵发性睡眠性血红蛋白尿长期的高胆红素血症可损害肝功能

阵发性睡眠性血红蛋白尿易合并肾功能改变吗

　　阵发性睡眠性血红蛋白尿是慢性溶血性疾病，长期的血红蛋白尿可导致肾功能改变。

阵发性睡眠性血红蛋白尿怎么治疗

　　阵发性睡眠性血红蛋白尿的治疗方法有激素、达那唑、维生素 E、司坦唑醇（康力龙）、环孢素、抗胸腺细胞球蛋白等。

阵发性睡眠性血红蛋白尿
可以转化成慢性再生障碍性贫血吗

　　此外，一小部分阵发性睡眠性血红蛋白尿可以转化成慢性再生障碍性贫血，也有小部分慢性再生障碍性贫血转化成阵发性睡眠性血红蛋白尿，还有一小部分阵发性睡眠性血红蛋白尿转化成骨髓增生异常综合征。

自身免疫性溶血性贫血

哪些患者易继发自身免疫性溶血性贫血

风湿病、慢性淋巴细胞白血病、淋巴瘤、系统性红斑狼疮、溃疡性结肠炎、慢性肝病，各种感染，肿瘤和使用青霉素类、奎尼丁、甲基多巴等药物的人易继发自身免疫性溶血性贫血。

原发性自身免疫性溶血性贫血是怎样的

原发性自身免疫性溶血性贫血多为女性，任何年龄均可发生，除溶血和贫血外无其他症状。

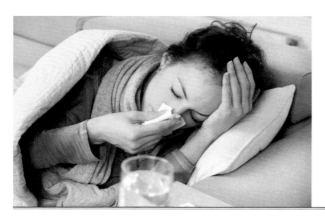

自身免疫性溶血性贫血与受冷有关系吗

一部分的自身免疫性溶血性贫血与受冷有直接的关系，一般为中老年人，寒冷环境下有耳郭、鼻尖、手指发紫，保暖后好转。或者受冷受寒后急性发作，寒战、发热，全身无力、腰背疼痛，随后出现酱油色尿，多数持续数小时。

人为什么得自身免疫性溶血性贫血

自身免疫性溶血性贫血是由于人体免疫功能发生失常，导致红细胞破坏引起的疾病。

自身免疫性溶血性贫血有哪些不适表现

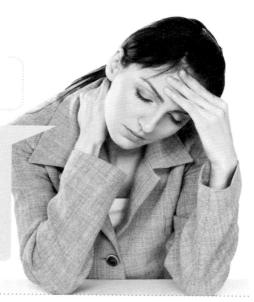

常见症状有：头昏、乏力、气短、心悸；寒战、发热、腰痛、胸闷（急性溶血）。体检有贫血外貌、皮肤、巩膜黄染、脾轻度肿大，部分患者有手足发紫。

自身免疫性溶血性贫血怎么治疗

由于本病大多继发于其他疾病，故明确诊断后应继续寻找有无原发疾病如肿瘤、结缔组织疾病等。治疗原发病同时治疗溶血性贫血才能达到治标治本的目的。

自身免疫性溶血性贫血有哪些治疗方法

自身免疫性溶血性贫血治疗方法有激素、脾切除、免疫抑制剂等。

（本章编者：鲁燕侠 金哈斯）

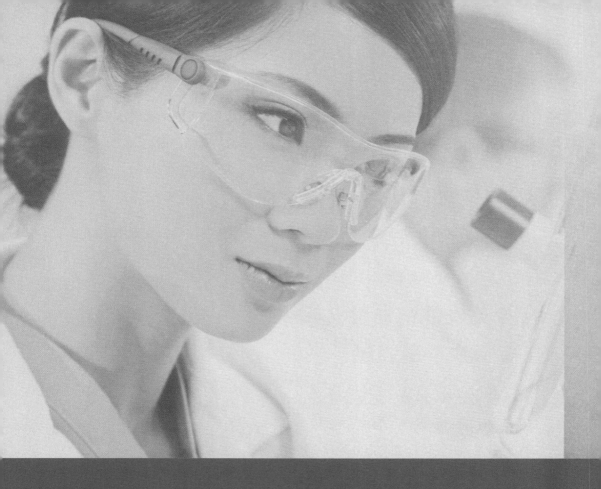

BAIXUEBING

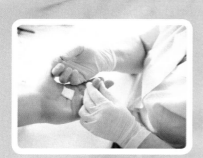
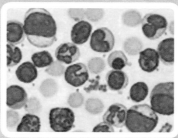
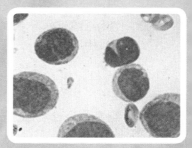

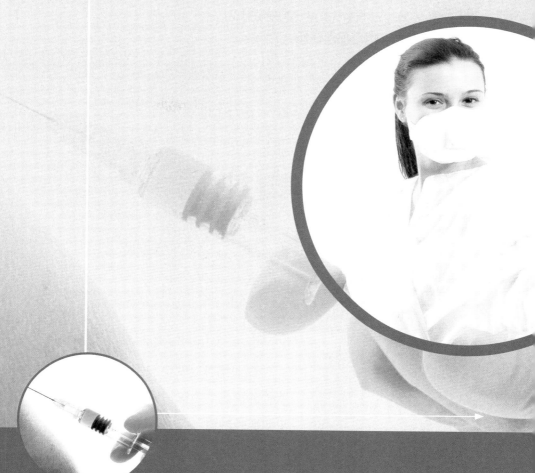

白血病

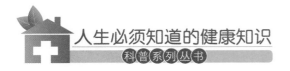

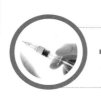 认识白血病

白血病是儿童青少年的常见恶性肿瘤病吗

白血病可以发生于任何年龄，但在青少年儿童恶性肿瘤病中占第一位。白血病是青少年儿童最常见的恶性肿瘤。

大部分患者怎么发现患了白血病

大部分患者是由于感冒发热去医院检查血常规而发现患白血病的。

贫血是白血病的主要表现吗

头晕乏力，脸色苍白，活动后心慌都是贫血的表现，也是白血病的首要表现。

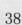 38

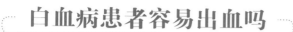

白血病患者容易出血吗

急性白血病有不同程度的出血。皮肤黏膜，鼻、口腔及牙出血最常见。眼底、球结膜出血较易见。女性可有月经增多，血尿较少见。

白血病患者需要反复查血常规吗

白血病是骨髓造白细胞异常增多，造成红细胞、血小板生成受到抑制的疾病，因此首先反映在血常规上。血常规白细胞计数增加几十倍。血红蛋白、血小板计数减低，初诊患者血涂片可见大量的幼稚白细胞。白血病患者化疗后效果也反映在血常规上。因此，白血病患者需要反复检查血常规。

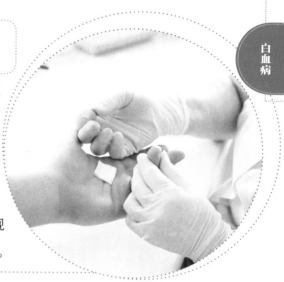

白血病

白血病分早晚期吗

白血病是病情发展较快、浸润全身器官的恶性疾病，尤其急性白血病病程进展非常快，因此不管慢性白血病还是急性白血病都有早晚期，患者应尽早就诊。

白血病是骨髓出毛病了吗

白血病是骨髓造白细胞太多，超出正常范围引起的疾病。白血病俗称血癌，在骨髓和血液中白细胞造的太多，幼稚的白细胞大量增生积聚，并浸润其他器官和组织，而正常造血受到抑制的疾病。

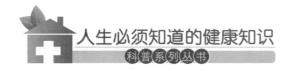

白血病在我国的发病率怎样

我国白血病发病率为 2.76/10 万，在恶性肿瘤病死率中，白血病居第 6 位（男性）和第 8 位（女性），在儿童及 35 岁以下成人中则居第 1 位。

人为什么会得白血病

谁是白血病的祸首？到目前为止，科学家并没有研究出白血病的明确原因。但白血病与病毒感染、化学因素、电离辐射及遗传因素等有关系。

白血病与病毒感染的关系怎样

成人 T 细胞白血病是由人类 T 淋巴细胞病毒所引起。在日本西南部、加勒比海地区及中部非洲地区这种病毒感染多，T 细胞白血病发生也很高。

白血病与化学因素的关系怎样

苯的致白血病作用已经肯定。早年制鞋工人（接触含苯胶水）的发病率高于正常人群的 20 倍。治牛皮癣的药物乙双吗啉致白血病的作用也较肯定。

白血病与电离辐射的关系怎样

日本广岛及长崎受原子弹袭击后，幸存者中白血病发病率比未受照射的人群高 17 倍。照射剂量与白血病发病率密切相关。在医院放射科工作人员的白血病发病率比普通人群高很多。射线与白血病的关系比较肯定。

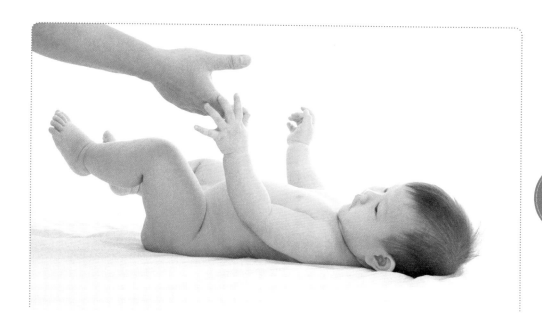

白血病与遗传因素的关系怎样

　　家族性白血病约占白血病的 7%。单卵孪生子，如果一个人发生白血病，另一人的发病率达 1/5，比双卵孪生子者高 12 倍。

如何预防白血病

　　一般认为，此病的发生与辐射、某些化学制剂、药物、病毒等因素有关。预防白血病就要尽可能避免接触放射线，包括频繁的 X 线诊断和放射治疗。避免接触苯、甲醛及其衍生物、农药、汽油及油漆等。尽量避免使用保泰松、氯霉素、白消安（马法兰）、环磷酰胺、乙双吗啉等化学药物。另外，还要注意增强体质，合理膳食，防止病毒感染，减少白血病发生。

急性白血病

急性白血病是怎样的

骨髓造血过急过多，造白细胞多而快，骨髓和血液中原始白细胞及早期幼稚白细胞大量增多，患者病情发展迅速，不治疗的情况下，只能维持几个月生命的血液病称为急性白血病。

急性白血病是不治之症吗

急性白血病是较严重的疾病，也是大病，虽然是恶性肿瘤，但是目前某些类型可以治愈，某些类型经过治疗后可获得较长期的生存。某些类型预后不好。

急性白血病分哪些种

白细胞分3种 —— 粒细胞 —— 单核细胞 —— 淋巴细胞

白细胞分3种，即粒细胞、单核细胞和淋巴细胞。粒细胞再分中性粒细胞、嗜酸粒细胞、嗜碱粒细胞3种细胞。急性白血病根据骨髓增生细胞类型不同，分急性粒细胞白血病、急性单核细胞白血病和急性淋巴细胞白血病。急性粒细胞白

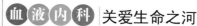

血病再分为急性原粒细胞白血病、急性早幼粒细胞白血病、急性嗜酸粒细胞白血病、急性嗜碱粒细胞白血病等多种。

急性白血病髓外浸润易发生在哪些部位

急性白血病髓外浸润可发生在各类型，但以急性粒单核细胞白血病为较频见。可见皮肤浸润、眼部改变、口腔牙龈改变、肝、脾、淋巴结肿大、骨关节痛，胸骨压痛是常见体征，中枢神经系统受累等。

什么是粒细胞肉瘤？易发生在哪些部位

粒细胞肉瘤是由原始粒细胞或原始单核细胞组成的一种骨髓外肿瘤，肿瘤本身呈绿色，故又名绿色瘤，常累及骨、骨膜、软组织、淋巴结和皮肤，好发在眼眶、副鼻窦、胸壁、乳房、唾液腺、纵隔、神经、胃肠道和泌尿生殖系等处。

白血病患者都需要做免疫分型和染色体检查吗

白血病患者除了骨髓检查外还需要做免疫分型和染色体检查，因为这些检查可以很详细地对白血病进行分类，对治疗方法的选择、判断预后起重要作用。

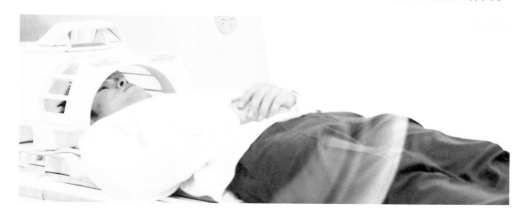

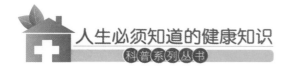
白血病为什么要早期治疗

急性白血病早期发现早期治疗显得很重要，因为急性白血病自然病程仅数个月。也就是说在不治疗的情况下，急性白血病病程发展迅速，病情凶猛，只能维持几个月。因此，人们应了解白血病的一些早期征象，以免耽误治疗时机。凡发现以下任何一项异常，应及早就医，做血液病的全面检查。

（1）不明原因的发热、头晕乏力、脸色苍白或发黄、牙龈出血或鼻出血、肝脾和淋巴结肿大，肌肉、关节疼痛或胸骨压痛，齿龈肿胀糜烂久治不愈，皮肤出现紫癜、淤斑及出血点。

（2）不明原因白细胞增高。

急性白血病怎么治疗？治疗原则是什么

急性白血病的治疗主要是化疗和造血干细胞移植。化疗一般分为诱导缓解治疗和缓解后治疗两个主要阶段。缓解后治疗进一步分为巩固治疗与维持治疗两个阶段。诱导缓解治疗的目的是迅速地将白血病细胞尽量减少，使骨髓的造血功能恢复正常，达到完全缓解的标准。缓解后治疗的目的是通过采用持续较长时间的强化和巩固治疗，进一步消灭体内残存的白血病细胞，防止白血病复发，延长缓解和生存时间，争取治愈白血病。

进行造血干细胞移植的患者诱导缓解治疗达到缓解后，巩固 2 ～ 4 个疗程化疗后可进行造血干细胞移植。

中药可以治愈白血病吗

许多广告都称中药可以治愈白血病。其实白血病有 10 多种类型，中药目前仅对急性早幼粒细胞白血病这一类型有效，其他类型白血病至今未见中药有治愈作用。

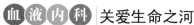

治愈白血病必须进行造血干细胞移植吗

　　造血干细胞移植存在着花费大、早期并发症、复发等问题，并非每位患者都有必要进行移植。遗传学有 t（15，17）表现的急性早幼粒细胞白血病与遗传学上显示 t（8，21）或 inv（16）的白血病患者应用化疗可以取得很好的疗效。砷剂治疗急性早幼粒细胞白血病疗效优于异体造血干细胞移植，因而主张对急性早幼粒细胞白血病，造血干细胞移植不作为首选治疗方法。另外，低危型儿童急淋单独用化学治疗治愈率高，造血干细胞移植亦作为二线治疗手段。

白血病

急性白血病
化疗时恶心呕吐吗

　　白血病的化疗药物都有恶心呕吐的不良反应，目前化疗同时应用止吐药物，患者化疗时基本没有呕吐的。有的患者有轻度恶心。

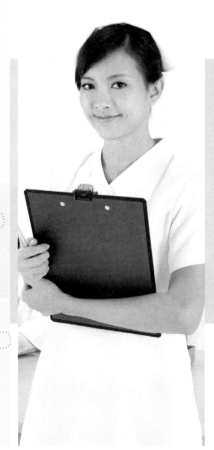

急性白血病化疗时掉头发吗

　　有的患者掉头发，但化疗停止后头发会重新生长。

急性白血病化疗时痛苦吗

　　因为目前医院应用各种预防化疗不良反应的药物及医疗技术的提高，化疗时不良反应轻，患者一般都能忍受。

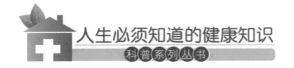
什么是急性淋巴细胞白血病

急性淋巴细胞白血病是骨髓造血时淋巴细胞造的过多造成的疾病。

什么是急性非淋巴细胞白血病

急性非淋巴细胞白血病也叫急性髓系白血病，是骨髓造血时粒细胞、单核细胞造的过多造成的疾病。根据骨髓粒细胞发育分化程度不一样再分为 M1 ～ M7 共 7 个类型。

什么是 M1？怎么治疗？效果如何

M1 也叫急性粒细胞白血病未分化型，骨髓中原始粒细胞也就是白血病细胞大于 90%。治疗以化疗为主，可行造血干细胞移植。成人 M1 化疗及移植效果较好。

什么是 M2？怎么治疗？效果如何

M2 也叫急性粒细胞白血病部分分化型，骨髓中原始粒细胞占 30% ～ 90%。治疗以化疗为主，可行造血干细胞移植。成人 M2 化疗及移植效果较好。有重现性遗传学异常的 M2 化疗效果很好。

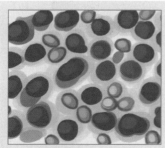

M1 急性粒细胞白血病未分化型骨髓象图

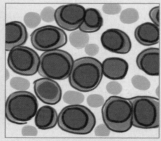

M2 急性粒细胞白血病部分分化型骨髓象图

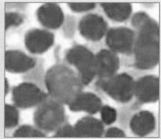

M3 急性早幼粒细胞白血病骨髓象图

什么是 M3？怎么治疗？效果如何

M3 也叫急性早幼粒细胞白血病，骨髓中异常增多的早幼粒细胞大于 30%。治疗方法有维甲酸、砷剂、化疗等。目前是唯一经过药物治疗可以治愈的急性白血病。

什么是 M4？怎么治疗？效果如何

M4 也叫急性粒单核细胞白血病，骨髓中有异常增多的原粒细胞和原始幼稚单核细胞。治疗以化疗为主，可行造血干细胞移植。

什么是 M5？怎么治疗？效果如何

M5 也叫急性单核细胞白血病，骨髓中有异常增多的原始幼稚单核细胞。治疗以化疗为主，可行造血干细胞移植。

什么是 M6？怎么治疗？效果如何

M6 也叫红白血病，骨髓中有异常增多的原红细胞和原始粒细胞或者原始幼稚单核细胞。治疗以化疗为主，可行造血干细胞移植。

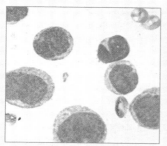

M4 急性粒单核细胞白血病
骨髓象图

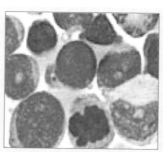

M5 急性单核细胞白血病
骨髓象图

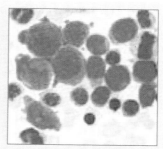

M6 红白血病骨髓象图

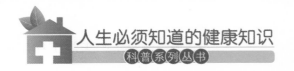
什么是 M7？怎么治疗？效果如何

M7 也叫急性巨核细胞白血病，骨髓中原始巨核细胞大于 30%。治疗以化疗为主，可行造血干细胞移植。

急性淋巴细胞白血病的化疗方案是怎样的

急性淋巴细胞白血病以长春新碱和皮质激素为基础方案。例如，长春新碱＋强的松＋柔红霉素＋门冬酰胺酶，长春新碱＋地塞米松＋多柔吡星＋环磷酰胺。

急性非淋巴细胞白血病的化疗方案是怎样的

急性非淋巴细胞白血病以蒽环类和阿糖胞苷为基础化疗方案。例如，柔红霉素＋阿糖胞苷，高三尖杉酯碱＋阿糖胞苷，米托蒽醌＋阿糖胞苷，去甲氧柔红霉素＋阿糖胞苷等。

急性白血病需化疗多少疗程？多长时间

急性淋巴细胞白血病和急性非淋巴细胞白血病如果进行造血干细胞移植的话，化疗 2 个疗程，达到缓解，再巩固 2 ～ 4 个疗程即可以进行造血干细胞移植。移植成功后不用再化疗，只定期复查即可。如急性白血病不进行造血干细胞移植的话，根据类型不同，进行 6-10 个疗程的化疗。

什么叫白血病的完全缓解

（1）没有贫血、出血、发热等症状和体征，生活正常或接近正常。

（2）血常规：Hb ≥ 100 克／升（男）或 ≥ 90 克／升（女及儿童），中性

粒细胞绝对值 ≥ $1.5 \times 10^9/$升，血小板 ≥ $100 \times 10^9/$升。外周血白细胞分类中无白血病细胞。

（3）骨髓检查：原粒细胞Ⅰ型＋Ⅱ型（原始单核＋幼稚单核细胞或原始淋巴＋幼稚淋巴细胞）≤ 5%，红细胞及巨核系正常。

什么叫白血病部分缓解

部分缓解：骨髓原粒细胞Ⅰ型＋Ⅱ型（原始单核＋幼稚单核细胞或原始淋巴细胞＋幼稚淋巴细胞）>5% 而 ≤ 20%；或临床、血常规中有一项未达完全缓解标准者。

什么叫白血病复发

白血病复发经治疗获得缓解后出现下列三者之一，即为复发。

（1）骨髓原粒细胞Ⅰ型＋Ⅱ型（原始单核＋幼稚单核细胞或原始淋巴＋幼稚淋巴细胞）>5% 而 <20%。经过有效的抗白血病治疗一个疗程仍未能达到骨髓象完全缓解标准者。

（2）骨髓原粒细胞Ⅰ型＋Ⅱ型（原始单核＋幼稚单核细胞或原始淋巴＋幼稚淋巴细胞）>20% 者。

（3）骨髓外白血病细胞浸润。

为什么急性白血病患者需反复作骨穿

（1）明确诊断：对于已经形态学确诊的白血病患者，有必要进一步进行骨髓细胞化学、免疫学及遗传学方面的检查，明确白血病的亚型，判断其预后。

（2）观察疗效：化疗后需进行骨穿，以了解上次化疗的治疗反应，帮助医

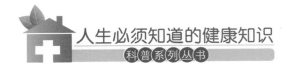
生确定下一步的治疗方案及用药的选择。

（3）判断预后：通过骨穿确定复发难治耐药类型的白血病。

（4）检测病情变化：对于已经化疗缓解后的患者，虽然骨髓检查已接近正常，但仍然应定期复查，目的在于尽早发现病情的变化并给予及时的治疗。

为什么急性白血病患者需反复作腰穿

（1）诊断需要：通过腰穿进行脑脊液检查，明确患者有无合并中枢神经系统白血病。

（2）治疗需要：由于在血管与脑脊液膜间存在着一种天然的组织屏障——血－脑脊液屏障，使大多数经血管内给予的全身性化疗药物，难以自由通过此屏障并在脑脊液中达到有效的治疗浓度，从而使中枢神经系统成为白血病细胞的"庇护所"即复发根源。因此，对于无明显中枢神经系统白血病表现的患者，仍需要常规预防性给予鞘内化疗。对于明确合并中枢神经系统白血病者，则更应定期作腰穿，鞘内注射化疗药物。

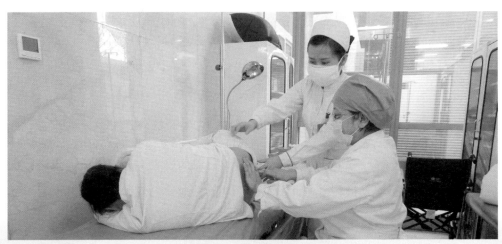

腰穿及鞘内注射示意图

慢性白血病

慢性白血病是怎样的

慢性白血病是骨髓造血过多，造白细胞多，超出正常范围，但造白细胞速度比起急性白血病速度慢，患者病情发展缓慢的白血病。

慢性白血病分哪些种

分慢性粒细胞白血病和慢性淋巴细胞白血病。（慢性淋巴细胞白血病在淋巴瘤中讲解）

什么是慢性粒细胞白血病

慢性粒细胞白血病也是一种骨髓造血异常的恶性疾病。各种年龄均可发病，以中年最多见，男性略多于女性，是一种起病缓慢，病程较长的血液病。

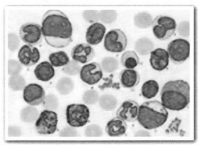

慢性粒细胞白血病骨髓象图

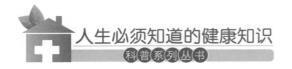
慢性粒细胞性白血病有哪些表现

起病早期多可无任何症状，部分患者因有脾肿大或白细胞增多在定期体检中发现而确诊。有的患者易疲倦，乏力，纳差，多汗和体重减轻。部分患者因脾肿大压迫而产生上腹部不适，食后腹胀。约90％患者有脾肿大，肿大程度非常显著。肝脏也非常肿大，但程度较轻。淋巴结肿大较少见。胸骨压痛较多。

女性闭经较多见，晚期血小板过低可有出血。

慢性粒细胞性白血病是怎样分期的

慢性粒细胞性白血病分为慢性期、加速期和急变期三期。

慢性粒细胞性白血病慢性期是怎样的

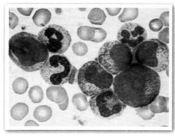

慢性粒细胞白血病骨髓象图

（1）患者无症状或有低热、乏力、出汗、体重减轻等症状。

（2）血常规：白细胞增高，但原始细胞 <10％。

（3）骨髓检查：原始细胞 <10％。

（4）pH 染色体阳性。

慢性粒细胞性白血病加速期是怎样的

（1）不明原因的发热、贫血、出血加重和骨骼疼痛。

（2）脾脏进行性肿大。

（3）非药物引起的血小板降低或增高。

（4）外周血和骨髓中原始细胞 >10％。

（5）外周血中嗜碱粒细胞 >20%。

（6）骨髓中有显著的胶原纤维增生。

（7）pH 染色体阳性以外其他染色体异常。

（8）对传统的抗慢性粒细胞白血病的药物治疗无效。

慢性粒细胞性白血病急变期是怎样的

（1）此期临床症状、体征比加速期更恶化。

（2）外周血和骨髓中原始细胞 >20%。

（3）有骨髓外浸润。

慢性粒细胞性白血病慢性期怎么治疗

（1）羟基脲：每日 2 ～ 3 克，分 2 ～ 3 次口服。待白细胞降至 20×10^9/ 升左右，逐渐减量，并定期复查血象。当白细胞降至 10×10^9/ 升改用小剂量至每日 0.5 ～ 1.0 克。当白细胞降至（ 2.0 ～ 4.0 ）$\times 10^9$/ 升时停药。用药过量可出现骨髓抑制。

（2）格列卫 (伊马替尼)400 毫克，每日 1 次。治疗期间定期监测血常规、融合基因，进行治疗反应的评估，随时调整治疗方案。格列卫治疗 3 个月的融合基因水平非常重要。治疗反应差或者治疗失败患者适时更换第二代药物，如尼罗替尼或达沙替尼。有合适供者的患者可行异基因造血干细胞移植。

（3）干扰素。

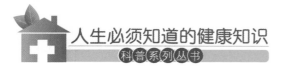
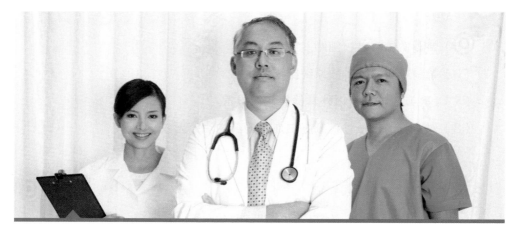

慢性粒细胞性白血病加速期与急变期怎么治疗

以联合化疗为主。其方案的选择视其急变的细胞学类型而定，具体参看急性淋巴细胞性白血病和急性非淋巴性白血病的化疗方案。

慢性粒细胞性白血病造血干细胞移植效果怎样

慢性粒细胞性白血病的治疗近年来有了很大的进展，从原来的单纯应用白消安（马利兰）、羟基脲和联合化学治疗，发展到应用干扰素，直至格列卫（甲磺酸伊马替尼）的应用。异基因造血干细胞移植是根治慢性粒细胞性白血病的一种方法，而且移植效果很好。移植时机可选择于慢性期、加速期或急变期，而以慢性期疗效最佳，无病存活率可达 50% ～ 90%，而于加速期或急变期进行移植者无病存活率仅 10% ～ 30%。移植前接受格列卫治疗者移植后的无病存活率优于移植前未接受格列卫治疗者。

格列卫能治愈慢性粒细胞性白血病吗

格列卫能治愈慢性粒细胞性白血病，但需终身服药，费用很高，有个体差异。

什么是中枢神经系统白血病

中枢神经系统白血病，系由于白血病细胞浸润至脑膜或脑实质，使患者表现出相应的神经或精神症状。中枢神经系统白血病可发生于急性白血病的各个阶段，既可为白血病的首发症状，也可发生于白血病治疗缓解后多年，以发病后半年左右的完全缓解期多见，急性淋巴细胞白血病明显多于急性非淋巴细胞白血病。白血病细胞进入中枢神经系统可由血流播散、颅骨骨髓白血病细胞的浸润或颅内点状出血所致。一般化疗药物很难通过血—脑脊液屏障，以至中枢神经系统成为白血病细胞的"庇护所"，是白血病复发的原因之一。

白血病

中枢神经系统白血病有哪些表现

中枢神经系统白血病类似脑膜炎，有颅内高压表现，如头痛、呕吐、视神经乳头水肿等。腰椎穿刺脑脊液压力增高，脑脊液中白细胞数和蛋白增高，糖降低，可检出白血病细胞。侵犯脑神经可引起相应的症状，如视力障碍、瞳孔改变及面神经瘫痪等，后者以急性淋巴细胞白血病患者多见。

中枢神经系统白血病怎样诊断

（1）具有相应的中枢神经系统受累的症状和体征。

（2）脑脊液检查：压力增高；脑脊液中白细胞数增高；脑脊液蛋白定性实验为阳性；脑脊液中可找到白血病细胞。

（3）排除了其他原因造成的神经系统疾病。在上述诸条中，以脑脊液中找到白血病细胞最具诊断意义。

（本章编者：海 棠 金哈斯）

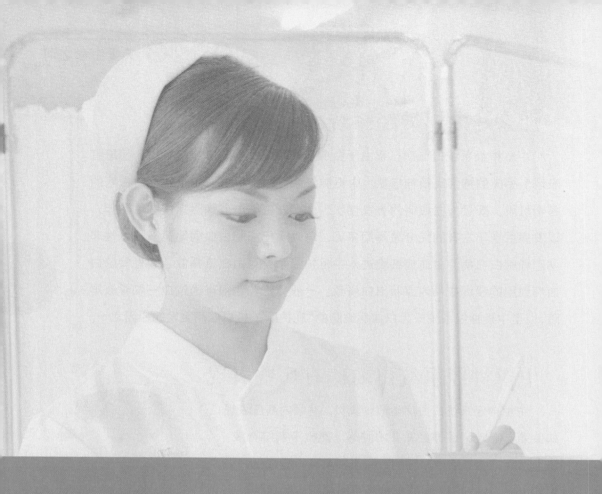

LINBALIU

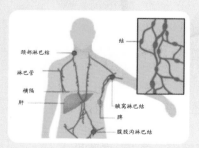

颈部淋巴结
淋巴管
横隔
肝
结
腋窝淋巴结
脾
腹股沟淋巴结

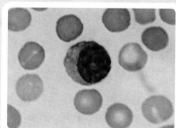

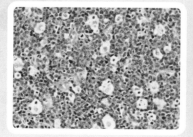

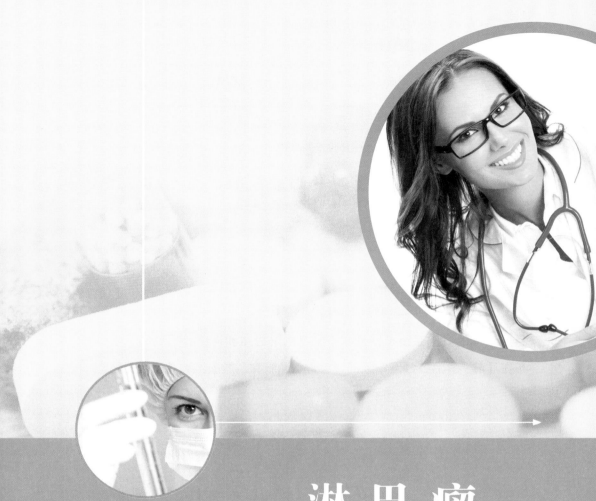

淋巴瘤

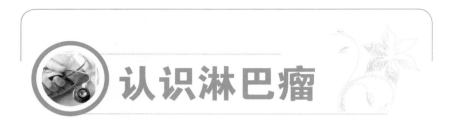

认识淋巴瘤

人体的淋巴系统是怎样的

　　人体的淋巴系统是由分布于全身的淋巴结和淋巴管构成的。淋巴结主要分布在耳前、耳后、颌下、颈部、锁骨上、腋窝、腹股沟和腹膜后等处。

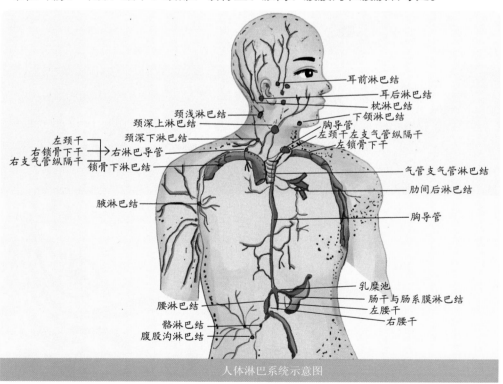

人体淋巴系统示意图

淋巴瘤是儿童与青少年常患的恶性肿瘤吗

淋巴瘤发生于任何年龄，如儿童、青少年、中老年人等。不过，相对而言中老年人较多，40 岁以上的中老年人发病率较高。

大部分患者怎么发现患了淋巴瘤

大部分患者自己发现淋巴结肿大，去医院就诊而诊断。

淋巴结肿大是淋巴瘤的主要表现吗

淋巴结肿大是淋巴瘤最常见、最典型的表现。淋巴结肿大的特点为无痛性、表面光滑、活动、质韧、饱满、均匀，早期活动，孤立或散在于颈部、腋下、腹股沟等处，晚期则相互融合，与皮肤粘连，不活动，

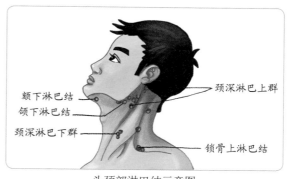

头颈部淋巴结示意图

或形成溃疡。淋巴结的肿大多为渐进性，部分患者在确诊之前数月甚至数年即可出现浅表淋巴结反复肿大，少数患者经抗感染治疗后肿大的淋巴结可以消退，但不久再次肿大。也有一些淋巴瘤可表现为淋巴结迅速增大，造成相应的局部压迫症状。

人为什么容易忽略淋巴瘤

早期的淋巴瘤患者无任何不适症状，肿大的淋巴结不痛不痒，因此人们很容易忽略。

淋巴瘤患者需要反复查血常规吗

早期淋巴瘤，除少数类型外，血常规不能反映淋巴瘤的病情变化，因此一般淋巴瘤患者不会像白血病一样反复查血常规。但淋巴瘤化疗期间需要反复查血常规。

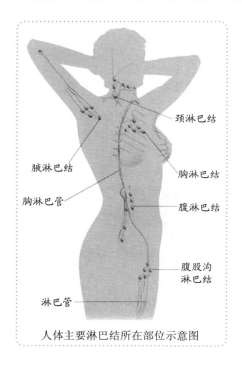

颈淋巴结

腋淋巴结

胸淋巴结

胸淋巴管

腹淋巴结

腹股沟淋巴结

淋巴管

人体主要淋巴结所在部位示意图

淋巴瘤分早晚期吗

淋巴瘤是淋巴系统的恶性疾病，淋巴瘤很容易顺着淋巴系统向全身扩散，因此尽早发现淋巴瘤，早期诊断、早期治疗很重要。

淋巴瘤患者需要反复做骨穿吗

淋巴瘤不是骨髓疾病，除了少数易浸润骨髓的类型外，也不需要反复做骨髓检查。

人为什么会得淋巴瘤

到目前为止，科学家并没有研究出淋巴瘤的明确原因，但一般认为与慢性炎症刺激、细菌病毒反复感染、免疫缺陷、化学因素、电离辐射及遗传因素有关系。

怎么预防淋巴瘤

一般认为此病的发生与电离辐射、某些化学制剂、细菌及病毒等因素有关。预防淋巴瘤就要尽可能避免接触放射线，避免接触苯、甲醛及其衍生物、农药、汽油和油漆等。另外，还要注意增强体质，合理膳食，防止细菌病毒的反复感染，减少淋巴瘤发生。

淋巴瘤是不治之症吗

淋巴瘤虽然是恶性肿瘤，但是目前某些类型可以治愈，某些类型经过治疗后可获得较长期的生存，因此不是不治之症。

淋巴瘤有哪些种类

淋巴瘤分霍奇金淋巴瘤和非霍奇金淋巴瘤两大类。

为什么淋巴瘤分那么多种类

由于不同类型的淋巴瘤有着不同的临床症状、病程、预后，治疗方案不同，因此，淋巴瘤正确的诊断分类是治疗的关键，很重要。

纵隔是淋巴瘤的好发部位吗

纵隔是淋巴瘤的好发部位之一。多数患者在初期常无明显症状，主要表现为X线片上有中纵隔和前纵隔的分叶状阴影。早期无症状，随着肿瘤的逐渐增大，可出现咳嗽、呼吸困难、吞咽困难，头颈部肿胀，不能平卧，颈胸部浅表静脉怒张等。胸膜受侵时表现为胸膜肿块或结节，可出现胸腔积液，为炎性或血性，其中可发现幼稚淋巴细胞和肿瘤细胞。CT检查可以确定侵犯的范围。

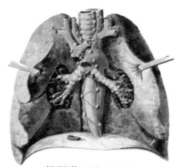

纵隔淋巴结示意图

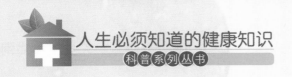
淋巴瘤可以发生在淋巴结以外吗

淋巴瘤也可以发生在淋巴结以外，如胃肠道、皮肤、鼻腔、骨髓、中枢神经系统、睾丸、肺、骨、肝、肾、甲状腺、乳腺、卵巢、子宫、眼附属器官（结膜、泪腺和眶内软组织）等部位。霍奇金淋巴瘤90％以上侵犯淋巴结，仅9％可为淋巴结结外侵犯。非霍奇金淋巴瘤结外侵犯常见，占20％～50％。

淋巴瘤有全身不适的症状吗

淋巴瘤患者在发现淋巴结肿大前或同时可出现发热、皮痒、盗汗及消瘦等全身症状。有的患者长期不规则发热，原因不明，经2年以上始发现表浅淋巴结肿大而确诊，也有少数患者伴有隐匿性病灶，长期发热，先为周期性，以后变为持续性，多方面检查不能确定原因，最后剖腹探查证实为腹膜后淋巴瘤。持续发热、多汗、体重下降等可能标志着疾病进展、机体免疫功能衰竭，预后不佳。

一些患者在就诊时既有贫血，甚至发生于淋巴结肿大前几个月，晚期患者更常出现贫血。贫血的原因为多因素所致，可能继发于骨髓受侵、溶血和脾功能亢进。进行性贫血和血沉加快是临床判断淋巴瘤发展与否的一个重要指标，均是不良预后因素。

如何诊断淋巴瘤

淋巴瘤的诊断主要依靠临床症状、体征、病理检查、分期检查和预后评价。

什么是病理检查

确诊淋巴瘤必须依靠病理诊断，除了根据组织及细胞形态学特点，还要结合免疫组化、细胞遗传学检测，目的是尽量明确病理类型。

淋巴瘤

淋巴结活检是怎样的

在局部麻醉下，于肿大的淋巴结上做小手术，取出一小块组织来做的检查。

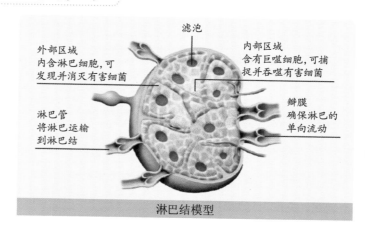

滤泡

外部区域
内含淋巴细胞，可发现并消灭有害细菌

内部区域
含有巨噬细胞，可捕捉并吞噬有害细菌

淋巴管
将淋巴运输到淋巴结

瓣膜
确保淋巴的单向流动

淋巴结模型

为什么要早期发现淋巴瘤？
淋巴瘤的临床分期是怎样的

和所有肿瘤一样，淋巴瘤也分早晚期，因此发现越早越好。

淋巴瘤的临床分期分为四期：Ⅰ期是侵犯单个淋巴结区；Ⅱ期在横膈的一侧，侵及2个或2个以上的淋巴结区；Ⅲ期为淋巴结区或淋巴组织的侵犯，涉及横膈的两侧，或外加局限侵犯一个结外器官或部位或脾；Ⅳ期为弥漫性或播散性侵犯一个或更多的结外器官，同时伴有或不伴有淋巴结侵犯。

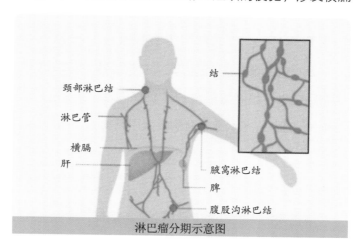

颈部淋巴结

淋巴管

横膈

肝

结

腋窝淋巴结

脾

腹股沟淋巴结

淋巴瘤分期示意图

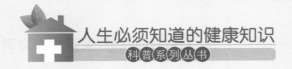

什么是淋巴瘤的 B 症状

淋巴瘤的 B 症状是指不明原因的发热 >38℃，连续 3 天以上，盗汗，在半年以内不明原因的体重下降 10%。

什么叫淋巴瘤的完全缓解

淋巴瘤的完全缓解是指经过治疗后所有淋巴瘤证据均消失，CT 上消退到正常大小，肝脾不可触及，结节消失，骨髓重复检查均提示肿瘤浸润清除，如果形态学不确定，免疫组化为阴性。

什么叫淋巴瘤的部分缓解

淋巴瘤部分缓解时，可测量病灶缩小，并且无新病灶出现。6 个或 6 个以下最重要肿块的最大径乘积之和减小 >50%；其他淋巴结无增大，治疗前多个部位 PET 阳性，治疗后 PET 阳性部位减少。如果治疗前 PET 阴性，治疗后 CT 上消退。肝和脾结节最大径乘积之和必须减小 >50%；肝脾大小未增加。

什么叫淋巴瘤的稳定

淋巴瘤的稳定指不是缓解或部分缓解，尚未达进展的状态。治疗前 PET 阳性，治疗后在原有的肿瘤部位 PET 仍然阳性，在 PET 和 CT 上没有新病灶。如果治疗前 PET 阴性，CT 上原有病灶大小无变化。

什么叫淋巴瘤的复发或进展

淋巴瘤的复发或进展是指出现新病灶，或原有病灶由小增大 >50%；出现任

一直径 >1.5 厘米的新病灶，1 个淋巴结的最大径乘积之和增加 >50%，如果治疗前 PET 阳性的淋巴瘤，治疗后仍然阳性。肝脾原有病灶的最大径乘积之和增加 >50%，骨髓新受侵或再受侵。

淋巴瘤的治疗方法有哪些

淋巴瘤的治疗方法有化疗、放疗、造血干细胞移植和生物靶向治疗。

所有类型淋巴瘤都需要化疗吗

淋巴瘤均需要化疗，根据类型不一样化疗方案和疗程不一样。

淋巴瘤需要放疗吗

有些类型的淋巴瘤需要放疗，淋巴瘤早期，Ⅰ～Ⅱ期患者需要放疗。Ⅲ～Ⅳ期患者有局部压迫症状可以局部放疗。

淋巴瘤需要造血干细胞移植吗

造血干细胞移植不是淋巴瘤的首选治疗方法，只有原发耐药或者复发淋巴瘤需要做移植。

所有类型淋巴瘤需要美罗华治疗吗

弥漫大 B 细胞淋巴瘤需要美罗华治疗。其余 B 细胞类型的淋巴瘤，免疫组化显示 CD_{20} 阳性的患者均可以用美罗华治疗。

霍奇金淋巴瘤

霍奇金淋巴瘤淋巴结肿大有哪些特点

霍奇金淋巴瘤大多首先侵犯表浅淋巴结，以颈部、锁骨上窝、腋下淋巴结多见，滑车、腹股沟淋巴结少见，也可侵犯纵隔、腹膜后、肠系膜等部位的深部淋巴结。霍奇金淋巴瘤的淋巴结受累多为连续性，依次侵及邻近部位淋巴结，例如先为颈部淋巴结肿大，依次为腋下、纵隔淋巴结受侵。

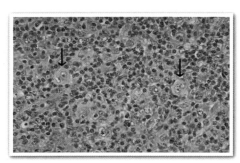

霍奇金淋巴瘤切片图

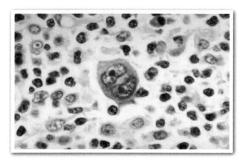

霍奇金淋巴瘤切片图（示里斯细胞）

什么叫霍奇金淋巴瘤？霍奇金淋巴瘤分哪几类

霍奇金淋巴瘤组织形态学的显著特点是，在肿瘤组织中，肿瘤细胞少而背景性、反应性成分多。有特征性 R-S 细胞。

霍奇金淋巴瘤分为节结性淋巴细胞为主型霍奇金淋巴瘤和经典型霍奇金淋巴瘤两大类。经典型霍奇金淋巴瘤再分为结节硬化型、混合细胞型、淋巴细胞消减型及富于淋巴细胞型 4 种。

结节性淋巴细胞为主型霍奇金淋巴瘤是什么样的

结节性淋巴细胞为主型霍奇金淋巴瘤占霍奇金淋巴瘤的 5%～6%。患者多数为男性，发病年龄常在 30～50 岁。肿瘤常侵犯周围淋巴结，纵隔受侵犯极少见；临床上病期较早，80% 的患者为临床 I 期和 II 期，常无 B 症状。单纯放疗有效，但可后期复发，复发后仍保持对治疗良好反应。5 年生存期大于 90%，预后较好。

富于淋巴细胞的经典型霍奇金淋巴瘤是怎样的

此型形态学与结节性淋巴细胞为主型相似，呈结节或弥漫状。其特点是有散在分布的、具有在形态学和免疫表型上典型的 R-S 细胞。背景中有丰富的小淋巴细胞，缺少中性粒细胞和嗜酸粒细胞。

本型大多数患者为临床 I 或 II 期，B 症状少见，多部位复发少见，预后相对较好。

结节硬化型经典型霍奇金淋巴瘤是怎样的

此型特点为至少有一个由纤维条带围成的结节，并且结节内可以找到陷窝型 R-S 细胞。陷窝型 R-S 细胞是本型的特征性肿瘤细胞（也可有极少量诊断性 R-S 细胞）。背景细胞通常为淋巴细胞、组织细胞、浆细胞、嗜酸粒细胞和中性粒细胞。

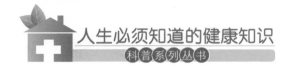

本型发病率比较高，约占所有霍奇金淋巴瘤的 70%；好发于女性，发病中位年龄是 28～30 岁；纵隔受侵比例高，约占 80%；患者就诊时多为临床 Ⅱ 期，预后相对较好。

混合细胞性经典型霍奇金淋巴瘤是怎样的

此型特点是 R-S 细胞散在分布于弥漫性或有模糊结节的炎症细胞背景中，结节没有纤维硬化。背景中小淋巴细胞、组织细胞、嗜酸粒细胞、浆细胞、中性粒细胞等都易于见到；容易见到变异型单核型 R-S 细胞、多核型 R-S 细胞和经典型 R-S 细胞。

此型也较多见，好发于男性，中位年龄 37 岁，患者就诊时常为临床Ⅲ～Ⅳ期，B 症状常见，预后一般。

淋巴细胞消减型经典型霍奇金淋巴瘤是怎样的

病变中淋巴细胞显著减少，R-S 细胞增多。R-S 细胞相对多于背景中的淋巴细胞。R-S 细胞间变性明显，坏死和纤维化多见。

此型是最少见的，发生率少于 5%。发展中国家常见。常发生于老年男性患者，常与 HIV 感染有关。发现时常为晚期，结外受侵，病情进展迅速，组织嗜酸性粒细胞增多与不良预后相关。

霍奇金淋巴瘤怎么治疗？效果如何

霍奇金淋巴瘤治疗方法有化疗、局部放疗、造血干细胞移植等。霍奇金淋巴瘤放疗结合化疗效果较好。放疗结合化疗可以治愈部分类型患者。

非霍奇金淋巴瘤

非霍奇金淋巴瘤淋巴结肿大有哪些特点

非霍奇金淋巴瘤首先表现为浅表淋巴结受侵者超过一半，受侵的淋巴结部位为跳跃性的、无一定规律，结外淋巴组织或器官受侵者也较多见。

非霍奇金淋巴瘤分哪几类

根据肿瘤细胞的免疫表型，非霍奇金淋巴瘤可分为 B 细胞肿瘤、T 细胞与 NK 细胞肿瘤。

B 细胞非霍奇金淋巴瘤分哪些类

B 细胞非霍奇金淋巴瘤可分为淋巴母细胞性淋巴瘤、慢性淋巴细胞白血病、毛细胞白血病、黏膜相关淋巴瘤、滤泡性淋巴瘤、套细胞淋巴瘤、弥散性大 B 细胞淋巴瘤、伯基特淋巴瘤、淋巴浆细胞性淋巴瘤、脾脏边缘区 B 细胞淋巴瘤、纵隔（胸腺）大 B- 细胞淋巴瘤、浆细胞骨髓瘤、血管内大 B 细胞淋巴瘤等。

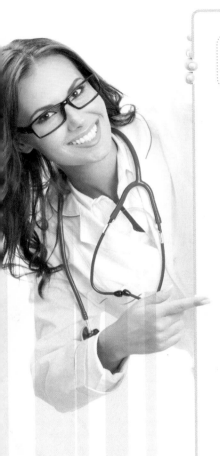

T细胞与NK细胞非霍奇金淋巴瘤分哪些类

此类淋巴瘤分T淋巴母细胞性白血病/淋巴母细胞性淋巴瘤、结外NK/T细胞淋巴瘤（鼻型）、肠病型T细胞淋巴瘤、肝脾T细胞淋巴瘤、皮下脂膜炎样T细胞淋巴瘤、蕈样霉菌病、侵袭性NK细胞白血病、外周型T细胞淋巴瘤、血管免疫母细胞性T细胞淋巴瘤、间变性大细胞淋巴瘤及淋巴瘤样丘疹病等。

什么叫淋巴母细胞性淋巴瘤

淋巴母细胞性淋巴瘤是非霍奇金淋巴瘤中的一种少见类型，其发生率占成人非霍奇金淋巴瘤的比例小于2%。发病年龄呈双峰分布，分别为低于20岁和超过50岁。淋巴母细胞性淋巴瘤表现不同于其他类型的淋巴瘤，其特点类似于急性淋巴细胞白血病，大多数将骨髓浸润比例25%作为区分淋巴瘤和白血病的界点。淋巴母细胞淋巴瘤男性发病高于女性。高发于儿童和年轻成年患者，成人病例的中位年龄为22～37岁。纵隔肿块是本病最常见的表现，但其他任何组织和器官均有可能被侵犯。大多数患者诊断时即为进展期，58%～95%处于Ⅲ～Ⅳ期。16%～48%的患者伴随B症状，48%～84%

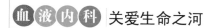

乳酸脱氢酶增高。初诊时中枢神经系统侵犯的发生率类似急性淋巴细胞白血病。约 80% 的淋巴母细胞淋巴瘤起源于 T 细胞，不同于急性淋巴细胞白血病，其约 70% 为 B 细胞标志。

病理形态学上产生典型的"星空现象"，最常见的细胞遗传学异常为累及 14q11–13，包括 inv（14）（q11；q32），以及包含染色体 9、10 和 11 的缺失和易位。

淋巴瘤

什么叫慢性淋巴细胞白血病 / 小淋巴细胞淋巴瘤

慢性淋巴细胞白血病，也叫小淋巴细胞淋巴瘤，是类似成熟的小淋巴细胞增殖并在骨髓、外周血、淋巴结、脾脏、肝脏等部位蓄积浸润的血液病。

本病好发于老年人，90% 的患者在 50 岁以上发病，罕见于青年，男女比例约为 2:1。起病隐袭，进展缓慢，约 25% 患者无任何症状，常因体检或其他疾病查血常规时偶尔发现，部分患者因贫血和淋巴结肿大就诊。早期症状可能仅有乏力、疲倦，大多数患者可以有盗汗、消瘦、纳差、低热，部分因皮肤瘙痒等症状就诊。由于患者免疫力低下，可以表现为反复呼吸道感染，血小板减少导致的出血症状较少见。

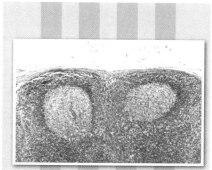
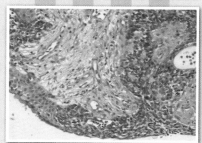

小淋巴细胞淋巴瘤切片图

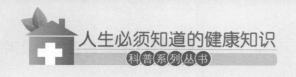
黏膜相关淋巴瘤是怎样的

黏膜相关淋巴瘤是发生于淋巴结外的一种低度恶性的 B 细胞淋巴瘤，发生部位广泛，常见的发生部位有胃肠道、呼吸道（肺、咽喉、支气管）、眼附属器（结膜、泪腺、眼眶）、唾液腺、甲状腺、胸腺、肝脏、泌尿生殖道（膀胱、前列腺、肾脏）、乳腺、皮肤、硬脑膜等。在众多部位中，胃肠道是黏膜相关淋巴瘤的最常见部位，占全部黏膜相关淋巴瘤的 50%。黏膜相关淋巴瘤的临床经过缓慢，恶性程度低，预后较好。

胃肠道黏膜相关淋巴瘤是怎样的

胃黏膜相关淋巴瘤通常表现为非特异性的消化不良症状，如胃痛、恶心、呕吐和体重下降等。但这些症状在其他消化道疾病中，如胃癌及胃溃疡病也可出现。患者偶尔可以胃出血及穿孔为首发症状。极少有患者出现发热、盗汗、体重降低、乏力等症状，胃黏膜相关淋巴瘤以胃窦部最常见。通过胃镜检查可以确诊。

肠黏膜相关淋巴瘤临床表现通常为腹痛、腹部包块、食欲不振、贫血、腹胀、发热、便血和体重下降等症状。

肺黏膜相关淋巴瘤是怎样的

肺黏膜相关淋巴瘤好发于中老年男性，病程长，进展慢，全身症状少或无。最常见的症状为咳嗽，呼吸困难，胸痛，咯血。但均无特异性，约一半患者在体检时发现肺部病变而经病理检查而诊断。

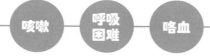

眼眶黏膜相关淋巴瘤是怎样的

眼眶黏膜相关淋巴瘤多单眼发病，病变呈不规则肿块，无明显边界。可伴有全身淋巴结肿大或仅表现为占位性眼球突出。发生于眼睑、泪腺和结膜者，可双眼发病，表现为眼睑肿胀、眼睑下垂、结膜水肿，可扪及无痛性肿块。

滤泡性淋巴瘤是怎样的

滤泡性淋巴瘤是常见的低度恶性 B 细胞淋巴瘤，多发于中老年人，中位发病年龄 60 岁，男女发病率相当。疾病大部分呈典型的惰性缓慢过程，中位生存 8 ～ 10 年，但也有特殊的，有的诊断后 1 年内死于疾病进展，也有的 20 余年不需治疗也无进展。晚期可转化为侵袭性淋巴瘤。

滤泡性淋巴瘤怎么治疗？效果如何

滤泡性淋巴瘤治疗方法有放疗、化疗、免疫靶向治疗即美罗华治疗、造血干细胞移植、干扰素等多种。治疗效果较好。滤泡性淋巴瘤是惰性淋巴瘤，平均生存 8 ～ 10 年。

套细胞淋巴瘤是怎样的

套细胞淋巴瘤是 B 细胞淋巴瘤，占全部非霍奇金淋巴瘤的 3% ～ 5%。多为老年发病，平均发病年龄 61 ～ 68 岁，男性居多。淋巴结是最常累及的部位，脾脏、骨髓、外周血也是较常见部位。除此之外，最常见的结外累及部位是胃肠道和咽环。套细胞淋巴瘤的临床特征与其他惰性淋巴瘤不同，患者确诊时多处于高度恶性阶段，80% 以上结外组织受累，其中超过 80% 为骨髓，25% ～ 35% 外周血出现淋巴瘤细胞，30% 以上有胃肠道症状。易对化疗发生耐药，常在短期内进展。

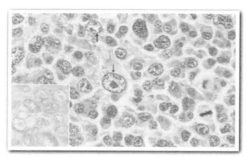

弥漫性大 B 细胞淋巴瘤（CD$_{20}$ 阳性）切片图

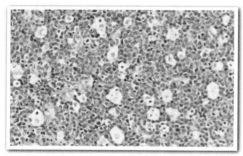

伯基特淋巴瘤切片图

弥漫大 B 细胞淋巴瘤是怎样的

弥漫大 B 细胞淋巴瘤是一种侵袭性淋巴瘤。肿瘤细胞呈弥漫性增生且细胞核相当于正常巨噬细胞的细胞核或淋巴细胞的细胞核的两倍而得名，是最常见的成人淋巴瘤。弥漫大 B 细胞淋巴瘤占成人非霍奇金淋巴瘤的 30% ～ 40%，但在儿童非霍奇金淋巴瘤中的比例不足 5%。弥漫大 B 细胞淋巴瘤发病年龄的范围比较宽，可发生于任何年龄，但以中老年人为多，平均 50 ～ 70 岁，男性比女性稍多。发病时 1/3 的患者处于早期阶段（Ⅰ～Ⅱ期），这部分患者中有 1/3 合并巨大肿块（肿块直径大于 10 厘米）。40% 的患者合并结外浸润，骨髓侵犯见于 15% ～ 20% 的病例。临床上表现为侵袭性的病程，传统化疗结合放疗可以治愈 40% ～ 50% 的患者，在美罗华联合 CHOP 方案治疗条件下总生存和无进展生存率都接近 60% ～ 70%。

伯基特淋巴瘤是怎样的

伯基特淋巴瘤是高度恶性肿瘤。患者主要为儿童和青年人，男性多于女性。伯基特淋巴瘤分地区性、散发性和 HIV 相关性 3 种形式，常发生在结外或表现为急性白血病形式，呈高度侵袭性，必须辅以大剂量联合化疗及放疗，才能延长生存期。

地方性伯基特淋巴瘤是怎样的

此型发生在非洲，儿童发病率高，发病高峰年龄在 4～7 岁，男女比为 2:1。伯基特淋巴瘤的发生与地理、气候（雨林、赤道等）因素有关。50% 的地方性伯基特淋巴瘤通常累及颌骨和面部骨，颌骨和眼眶的肿瘤在局部生长，瘤组织呈鱼肉状，伴出血坏死，侵蚀破坏附近组织，造成面部畸形。肿瘤发生于腹腔时，常形成巨大肿块，并可累及腹膜后淋巴结，空肠、回肠、网膜、卵巢、肾脏、乳腺等器官，也可波及其他结外部位。EB 病毒感染几乎见于所有患者。

散发性伯基特淋巴瘤是怎样的

此型见于世界各地，没有特殊的地理、气候相关性。发病率低，主要发生在儿童和青年。占成人所有淋巴瘤的 1%～2%，而大约占儿童淋巴瘤的 30%～50%。成年人平均年龄为 30 岁，男女比为 2:1，发病与低社会经济状况和早期 EB 病毒感染有关。此型主要累及腹部，远端回肠、盲肠或肠系膜是最常累及的部位，卵巢、肾、网膜、咽部和其他部位也常累及，两侧的乳房的累及通常发病于青春期或哺乳期，在成人淋巴结受累较儿童更常见，患者也表现为恶性肿瘤性胸腔积液和腹水，也有极少数患者（主要是男性）表现为急性淋巴细胞性白血病，伴有外周血和骨髓受累。

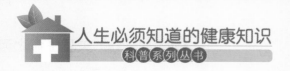
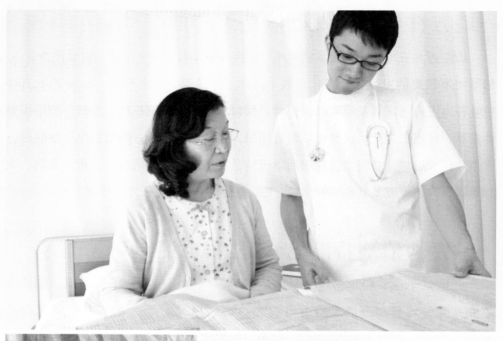

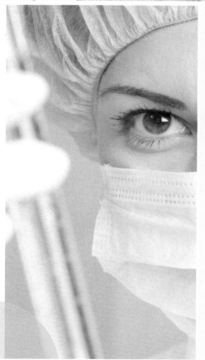

免疫缺陷相关性伯基特淋巴瘤是怎样的

主要见于艾滋病感染患者，也见于行异体器官移植后的患者和先天性免疫缺陷患者。在艾滋病最初的流行病学调查时，有一些伯基特淋巴瘤病例见于同性恋者，淋巴瘤通常发生在淋巴结，骨髓和中枢神经系统侵犯多见。移植患者伯基特淋巴瘤发病通常是在移植后较长一段时期（中位时间是 4.5 年），多数患者是接受实体器官移植的患者，但极少数干细胞移植患者也会发病，EB 病毒感染常见。

外周型 T – 细胞淋巴瘤是怎样的

外周型 T – 细胞淋巴瘤占全部非霍奇金淋巴瘤的 5% ～ 7%。好发于中老年人。男女比例 1:1，表现为全身的症状，淋巴结、皮肤和皮下组织、肝脏、脾脏、甲状腺等均可累及。诊断时Ⅲ期或Ⅳ期占 2/3 以上。以淋巴结起病多见，但也可以淋巴结外病变为首发表现。发病时常伴有 B 症状。淋巴结外组织侵犯和大包块（包块直径 ≥ 10 厘米）为不良预后因素。

鼻型结外 NK/T—细胞淋巴瘤是怎样的

鼻型结外 NK/T—细胞淋巴瘤主要发生在淋巴结外，多伴有血管破坏和坏死。此病欧美国家少见，但亚洲常见，尤其在中国、日本、朝鲜和南美较为多见。本病常见于成年男性；男：女为 3:1，临床病程长短不一，发生在鼻部的肿瘤，表现鼻塞、鼻出血、鼻面部肿胀、耳鸣、听力下降、咽痛，这是由于肿块及其所造成的中面部结构破坏所致。肿瘤可侵及周围相邻组织如鼻咽部、副鼻窦、眼眶、口腔、腭部和口咽部。肿瘤最初常局限于上呼吸道，很少累及骨髓，约 80% 患者处于临床 I/II 期。而较少有区域淋巴结或远处转移。鼻 NK/T 细胞淋巴瘤的预后变化较大，部分患者对治疗反应较好。

间变型大细胞淋巴瘤是怎样的

间变性大细胞淋巴瘤经常累及淋巴结，但也可出现在结外部位。分为间变淋巴瘤激酶阳性和阴性两种类型。间变性大细胞淋巴瘤占非霍奇金淋巴瘤的 10% ～ 15%，

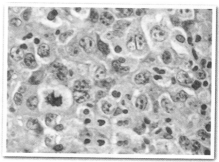

间变性大细胞淋巴瘤切片图

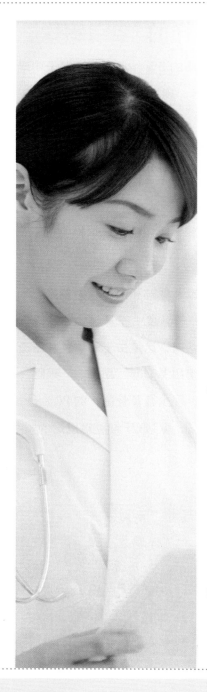

而占儿童淋巴瘤的 20%～30%。间变淋巴瘤激酶阳性的间变性大细胞淋巴瘤主要发生于 30 岁以下，男性多见，男女发病比例约为 6.5:1，发病时常已经为Ⅲ期或Ⅳ期，75% 患者常有 B 症状，尤其是高热，通常累及结外，主要有皮肤、软组织、骨、肺等，少数病例可以累及纵隔和气管旁淋巴结、脑、膀胱，可以发展为慢性髓细胞白血病。

间变淋巴瘤激酶阴性的间变性大细胞淋巴瘤常发生在老年人，没有性别的优势，累及结外相对少见，临床表现多样，临床过程呈侵袭性。预后较差。

什么是侵袭性淋巴瘤

侵袭性淋巴瘤是指恶性程度较高，病情进展快，需要及时强烈化疗的淋巴瘤。淋巴母细胞淋巴瘤、弥漫大 B 细胞淋巴瘤、T 细胞淋巴瘤、套细胞淋巴瘤、间变细胞淋巴瘤、伯基特淋巴瘤均属于侵袭性淋巴瘤。

什么是惰性淋巴瘤

惰性淋巴瘤是指恶性程度较低，病情进展缓慢，需要等待观察，化疗方案强度较弱的一组淋巴瘤。黏膜相关淋巴瘤、滤泡淋巴瘤、小淋巴细胞淋巴瘤均属于惰性淋巴瘤。

黏膜相关淋巴瘤怎么治疗？效果如何

黏膜相关淋巴瘤治疗方法有手术、抗生素、局部放疗和化疗。无论用哪种方法，5 年生存率都能达到 80%～95%，效果较好。

小淋巴细胞淋巴瘤怎么治疗？效果如何

小淋巴细胞淋巴瘤治疗方法有观察等待、化疗、免疫靶向治疗即美罗华治疗、造血干细胞移植、干扰素等多种。治疗效果均较好。小淋巴细胞淋巴瘤是惰性淋巴瘤，平均生存 10 年以上，但是最后结局相差很大，有的患者存活 20 年以上，有的患者 1～2 年内病情发生进展、转化。

套细胞淋巴瘤怎么治疗？效果如何

套细胞淋巴瘤治疗方法有化疗、造血干细胞移植、美罗华、硼替咪唑等药物治疗。套细胞淋巴瘤是侵袭性淋巴瘤，病情进展快，对化疗药物易产生耐药，平均生存率 3～5 年，多数患者不能治愈，只有 10%～15% 的患者能长期生存。

弥漫大 B 细胞淋巴瘤怎么治疗？效果如何

弥漫大 B 细胞淋巴瘤治疗方法有化疗、造血干细胞移植、美罗华等。临床上表现为侵袭性的病程，传统化疗结合放疗可以治愈 40%～50% 的患者，在美罗华联合 CHOP 方案治疗条件下可以治愈 60%～70% 的患者。

淋巴瘤

伯基特淋巴瘤怎么治疗？效果如何

　　伯基特淋巴瘤治疗方法有化疗、造血干细胞移植。伯基特淋巴瘤是侵袭性淋巴瘤，病情进展快，恶性程度高，需要较强、较长时间的化疗。

外周 T 细胞淋巴瘤怎么治疗？效果如何

　　外周 T 细胞淋巴瘤治疗方法有化疗、局部放疗、造血干细胞移植等。外周 T 细胞淋巴瘤是侵袭性淋巴瘤，需要较强的化疗，化疗效果尚可。

鼻型 NK/T 细胞淋巴瘤怎么治疗？效果如何

　　鼻型 NK/T 细胞淋巴瘤治疗方法有化疗、局部放疗、造血干细胞移植等。鼻型 NK/T 细胞淋巴瘤局部放疗效果较好。放疗结合化疗可以治愈部分患者。

间变性大细胞淋巴瘤怎么治疗？效果如何

　　间变性大细胞淋巴瘤治疗方法有化疗、造血干细胞移植。间变性大细胞淋巴瘤是侵袭性淋巴瘤，病情进展快，需要较强、较长时间的化疗。化疗效果尚可。

　　少年儿童化疗效果比成人或老年人好。

间变性大细胞淋巴瘤化疗效果少年儿童要比成人或老年人好。

!

淋巴母细胞淋巴瘤怎么治疗？效果如何

淋巴母细胞淋巴瘤治疗方法有化疗、造血干细胞移植。淋巴母细胞淋巴瘤是侵袭性淋巴瘤，病情进展快，需要较强、较长时间的化疗。化疗效果尚可。少年儿童化疗效果比成人好。

淋巴瘤的化疗副作用多吗？患者痛苦吗

淋巴瘤的化疗，除少数几个类型如淋巴母细胞淋巴瘤、间变性大细胞淋巴瘤、伯基特、套细胞淋巴瘤外，化疗方案都强度较弱，不良反应少，化疗同时给予辅助治疗，因此淋巴瘤患者化疗基本没有什么痛苦。

不同类型淋巴瘤化疗方案一样吗

不同类型的淋巴瘤化疗方案是不一样的，不同类型淋巴瘤对化疗方案敏感程度不一样，因此建议患者到较大规模的医院或者正规医院血液科或者淋巴瘤科治疗。

淋巴瘤

（本章编者：金哈斯）

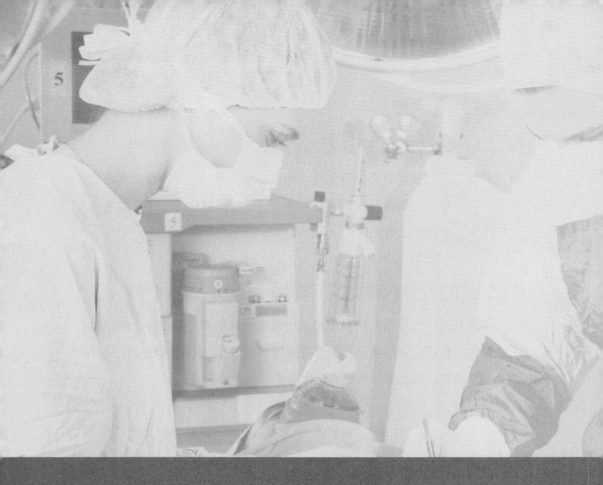

GUSUILIU

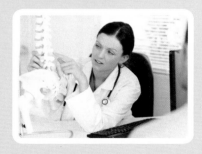 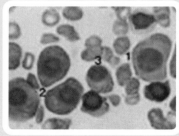 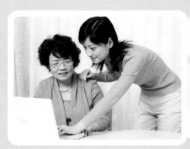

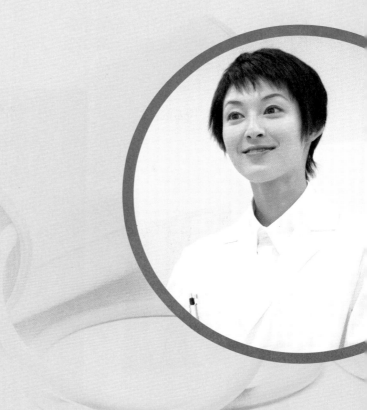

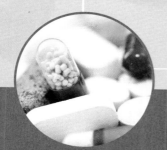

骨髓瘤

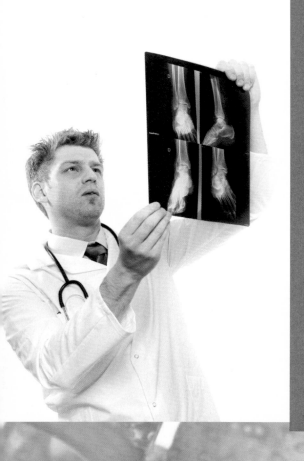

多发性骨髓瘤多见于哪些人

骨髓瘤是老年人的疾病，年轻人很少得骨髓瘤。骨髓瘤发病的中位年龄是 65 岁，<40 岁者仅占 3%。

多发性骨髓瘤患者易发生骨折吗

多发性骨髓瘤是全身骨骼发生溶骨、骨质疏松的疾病，常在稍用力或不经意的情况下即可发生骨折，导致压迫引起神经系统症状，严重者造成截瘫。骨折部位常见负重的骨骼，如胸腰椎、四肢长骨、手腕等。压缩性骨折是骨髓瘤骨折的特点。

多发性骨髓瘤患者易发生尿毒症吗

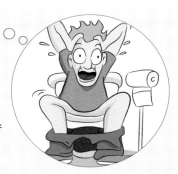

少部分多发性骨髓瘤患者发生少尿或者无尿，肾功能不全即尿毒症。多发性骨髓瘤的轻链型患者易出现肾功能损害的表现，其他类型少见。

多发性骨髓瘤患者贫血吗

早期的多发性骨髓瘤患者可发生贫血，但患者本人可以无任何症状，往往在查血常规时被发现。因此，老年患者半年进行一次血常规的检查可以早期发现骨髓瘤。

多发性骨髓瘤患者血液是否很黏稠

人患有骨髓瘤时，骨髓中的异常浆细胞过度生长，分泌大量的异常免疫球蛋白。异常分泌的免疫球蛋白循环流通在全身血液中，使血液很黏稠，引起高黏综合征，患者可以出现头痛、头晕和视力障碍等表现。

多发性骨髓瘤患者晚期是否反复发生肺炎

人患有骨髓瘤时骨髓中的异常浆细胞过度生长，分泌大量的异常免疫球蛋白，抑制了正常免疫球蛋白，使患者免疫力低下，容易发生细菌、病毒、真菌感染，尤

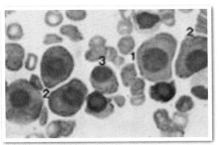

多发性骨髓瘤骨髓象图

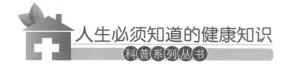

其老年晚期患者易发生肺炎。

多发性骨髓瘤需要做哪些检查

（1）血常规。 多发性骨髓瘤 60% 以上的患者有贫血，化疗缓解后首先贫血得到纠正，因此需要反复查血常规。

（2）骨髓穿刺。

反复作骨穿的原因：

1）明确诊断。骨髓瘤是骨髓浆细胞异常增生的疾病，做骨髓检查可了解浆细胞比例，做出诊断。

2）观察疗效。化疗后需进行骨穿，以了解上次化疗的治疗反应，帮助医生确定下一步的治疗方案及用药的选择。

3）判断预后。通过骨穿确定复发与否。

4）检测病情变化。对于已经化疗缓解后的患者，虽然骨髓检查已近正常，但仍然应定期复查，目的在于尽早发现病情的变化并给予及时的治疗。

人为什么会得多发性骨髓瘤

到目前为止，科学家并没有研究出骨髓瘤的明确原因。但一般认为，此病与病毒感染、化学因素、电离辐射和遗传因素等有关系。

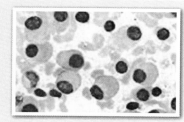

骨髓瘤骨髓象图

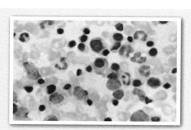

正常骨髓象图

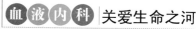

骨髓瘤与病毒细菌感染的关系怎样

慢性炎症的患者，例如，慢性骨髓炎、慢性胆囊炎、脓皮病等患者较易发生骨髓瘤，与慢性炎症刺激有关。

骨髓瘤与化学因素的关系怎样

苯、石棉、石油化学产品、塑料橡胶类产品的长期接触可诱发本病。

骨髓瘤与电离辐射的关系怎样

日本广岛及长崎受原子弹袭击后，幸存者中骨髓瘤发病率比未受照射的人群高很多倍。照射剂量与骨髓瘤密切相关，在医院放射科工作人员的发病率比普通人群高。

骨髓瘤与遗传因素的关系怎样

多发性骨髓瘤在某些人种的发病率高于其他种族，居住在同一地区的不同种族发病率也不同，以及某些家族的发病率显著高于正常人群。这些提示与遗传似乎有关。

骨髓瘤易浸润人体的哪些部位

人体发生骨髓瘤时骨髓中的浆细胞过度生长，分泌大量的异常免疫球蛋白，浸润全身骨骼，异常分泌的免疫球蛋白循环流通在全身血液中，从而引起全身骨质疏松，骨骼破坏、反复感染、贫血、高钙血症、高黏综合征、肾功能不全等一系列表现。

骨髓瘤

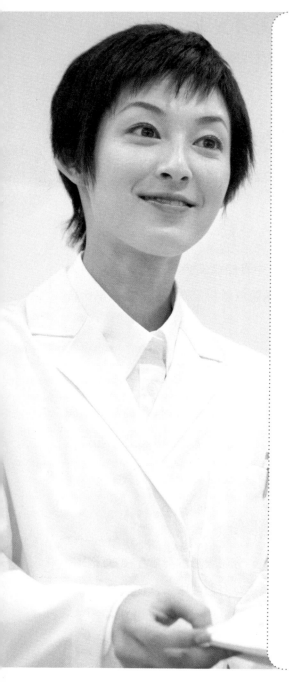

多发性骨髓瘤是骨科疾病吗

骨痛、胸腰椎占位性病变、溶骨性骨折是骨髓瘤非常常见的表现，因此患者以为是骨骼出问题，去骨科就诊。骨髓瘤是血液科疾病，不是骨科疾病。

多发性骨髓瘤是肾科疾病吗

尿蛋白阳性、少尿或者无尿、肾功能不全也是多发性骨髓瘤的表现之一，因此有些患者以为患肾病而在肾内科就诊或者透析。骨髓瘤是血液科疾病，不是肾内科疾病。

多发性骨髓瘤容易早期发现吗

骨髓瘤早期起病隐蔽，没有任何不适症状，不易早期发现。有些患者是体检时被发现的。因此建议老年人定期进行体格检查。

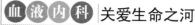

多发性骨髓瘤分哪些类型

根据血清中异常免疫球蛋白，可将多发性骨髓瘤分为 8 种类型。其中前 3 型多见，其他类型少见（IgD 型、IgM 型、多克隆型、IgE 型）。

（1）IgG 型：最多见的类型，占 50% ～ 60%，具有典型的临床表现。

（2）IgA 型：占 15% ～ 20%，骨髓中有火焰状瘤细胞，高胆固醇血症和髓外骨髓瘤等特点。

（3）轻链型：占 15% ～ 20%。

为什么多发性骨髓瘤分那么多类型

多发性骨髓瘤各个类型临床表现、病程、预后不一，因此治疗方案有所不同。

多发性骨髓瘤轻链型有什么特点

（1）瘤细胞仅合成和分泌单克隆轻链，不合成相应的重链，相对分子质量 23000，远小于血清蛋白相对分子质量，故蛋白电泳上不出现 M 成分。

（2）在尿中出现大量本周蛋白。

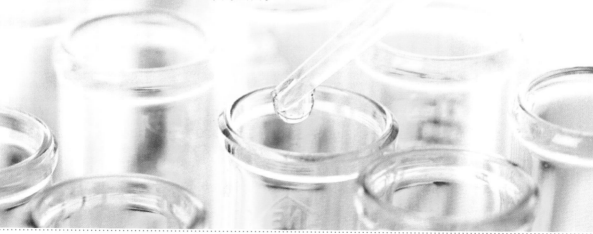

骨髓瘤

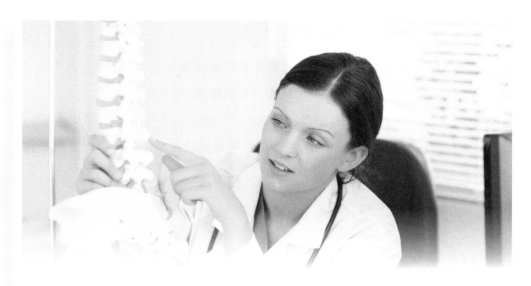

（3）此型瘤细胞分化差，增生迅速，骨骼破坏明显。

（4）肾功能损害较重。

（5）预后较差，治疗效果差。

（6）年龄小。

（7）血沉不快。

（8）高钙发生率高。

多发性骨髓瘤怎么诊断

（1）骨髓中浆细胞 >15%，并有原浆或幼浆细胞。或者组织活检证实浆细胞瘤。

（2）血清中免疫球蛋白：IgG>35 克 / 升，IgA>20 克 / 升，IgM>15 克 / 升，IgD>2 克 / 升，IgE>2 克 / 升。

（3）尿中免疫球蛋白轻链（本周蛋白）>1 克 /24 小时。

（4）广泛骨质疏松和或溶骨改变。

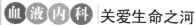

多发性骨髓瘤分早晚期吗

多发性骨髓瘤根据血红蛋白量、骨髓异常浆细胞数、异常免疫球蛋白量、尿本周蛋白量、骨骼溶骨改变来分三期。因此也提倡早期诊断、早期治疗。

多发性骨髓瘤的治疗措施有哪些

多发性骨髓瘤的治疗措施有：化疗，放疗，沙里度胺，硼替咪唑，造血干细胞移植等。

骨髓瘤

孤立性骨髓瘤是怎样的

单个骨或软组织发生的骨髓瘤，骨髓中无浆细胞增生，无异常免疫球蛋白，放射治疗效果好。

巨球蛋白血症是怎样的

巨球蛋白血症是血清中异常免疫球蛋白为 IgM，临床特点为老年人有不明原因的贫血出血倾向，高黏综合征表现如视力障碍、肾功能损害、神经系统症状，肝脾淋巴结肿大，骨髓中有浆细胞样淋巴细胞大量增生的疾病。

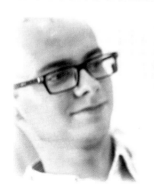
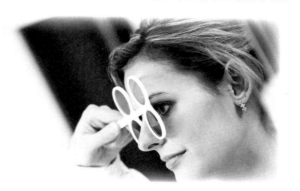

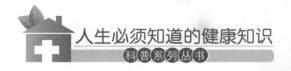

多发性骨髓瘤是不治之症吗

多发性骨髓瘤虽然是恶性肿瘤，但病情发展缓慢，治疗新药物较多，化疗、放疗效果好，5 年无病生存率可达 70% 以上。因此多发性骨髓瘤患者应积极治疗。

多发性骨髓瘤需要做造血干细胞移植吗

多项研究表明多发性骨髓瘤患者造血干细胞移植后长期生存率比单纯化疗长，因此适合做移植的患者可以做造血干细胞移植。

什么样的多发性骨髓瘤患者适合做造血干细胞移植

年龄较轻，无严重并发症，心肺肝肾功能良好，有配型合适的供者，经济条件允许的患者适合行造血干细胞移植。

多发性骨髓瘤都需要万珂治疗吗

万珂即硼替咪唑，是治疗多发性骨髓瘤的药物，多项研究表明多发性骨髓瘤患者硼替咪唑治疗后长期生存率比其他化疗长，适合做移植的患者首选硼替咪唑治疗，不适合移植的患者可根据经济条件选择。

多发性骨髓瘤需要放疗吗

孤立性浆细胞瘤，骨外孤立性浆细胞瘤、病理性骨折、脊髓压迫症状及不能控制的疼痛患者均需要放疗。

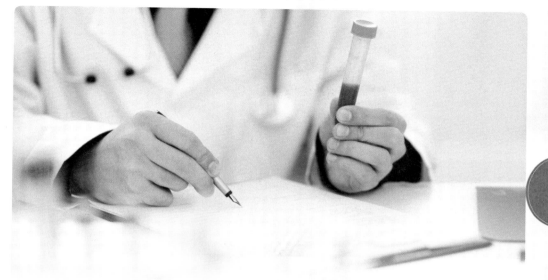

多发性骨髓瘤患者化疗方案都一样吗

多发性骨髓瘤适合做造血干细胞移植和不做造血干细胞移植的化疗方案是不一样的。适合做移植的患者不用骨髓毒性化疗药物。

多发性骨髓瘤患者都需要双磷酸盐治疗吗

双磷酸盐即帕米磷酸二钠、唑来磷酸等药物，多发性骨髓瘤患者存在骨病，骨质减少、溶骨者都需要双磷酸盐的治疗。

多发性骨髓瘤患者化疗结束后需要维持治疗吗

多发性骨髓瘤患者化疗结束后需要维持治疗，维持治疗药物有干扰素、来那度胺、激素、沙利度胺等。

（本章编者：金哈斯）

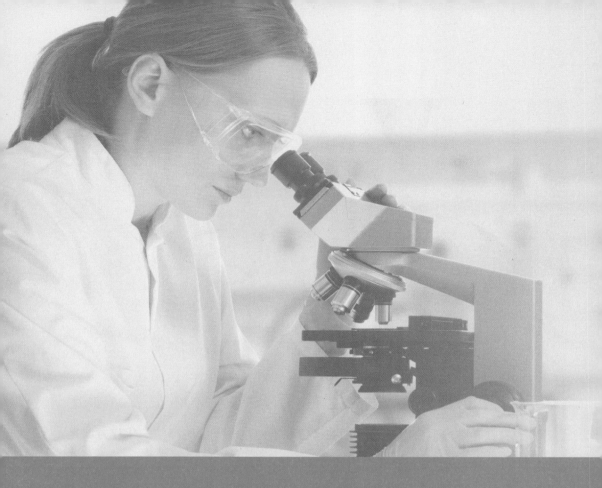

ZAOXUE GANXIBAO YIZHI

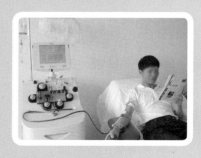 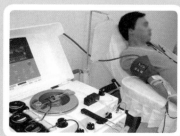 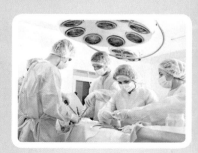

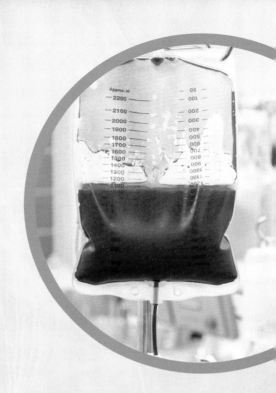

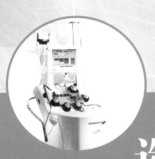

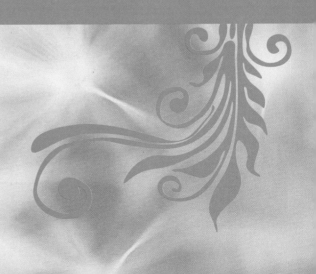

造血干细胞移植

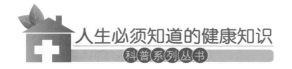
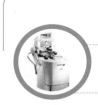

了解造血干细胞移植

什么是造血干细胞

造血干细胞是各种血细胞与免疫细胞的起源细胞，可以增殖分化成为各种淋巴细胞、红细胞、血小板及白细胞等。骨髓中富含造血干细胞。外周血中含少量的造血干细胞。脐带血、胎盘血中含有较多的造血干细胞。

造血干细胞移植技术很成熟吗

干细胞移植治疗多种疾病目前已在我国各医院开展，其中造血干细胞移植治疗白血病是最成熟的技术。我国 20 世纪 70 年代末开始开展骨髓移植，已经

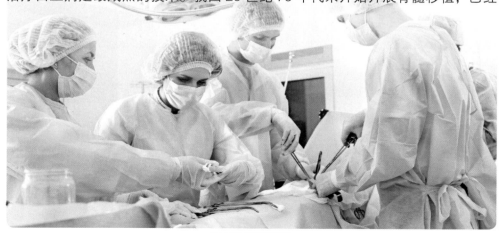

采集骨髓示意图

经历了近 40 年历史，治愈了大量患者。造血干细胞移植过程已程序化、标准化，只要开展移植多年的医院，技术是成熟的。

造血干细胞移植有哪几种

造血干细胞移植包括骨髓移植、外周血造血干细胞移植和脐带血移植 3 种。

什么是骨髓移植

骨髓移植是用超大剂量的化学药物和放射照射，彻底摧毁白血病、淋巴瘤等患者的骨髓，使它创造血细胞的能力等于零，然后输入其他健康人的骨髓，重建造血的过程。

什么是外周血造血干细胞移植

外周血造血干细胞移植是用超大剂量的化学药物和放射照射，彻底摧毁白血病、淋巴瘤等患者的骨髓，使它创造血细胞的能力等于零，然后输入其他健康人的外周血造血干细胞悬液，重建造血的过程。

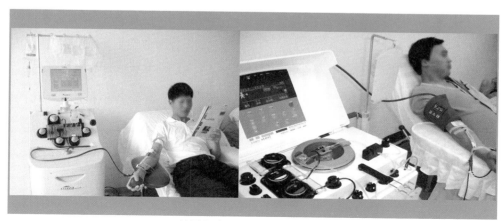

外周血造血干细胞分离示意图

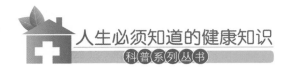
人的外周血中有足够的造血干细胞吗

在正常生理条件下人的外周血中造血干细胞数量很少，但使用药物后可以使造血干细胞多起来，待其达到一定数量后再分离、移植。

骨髓移植时供健康骨髓的人痛苦吗

骨髓移植时，供健康骨髓的人要进手术室，硬膜外麻醉后进行多部位的骨髓穿刺，抽骨髓。术后，骨髓穿刺部位会疼痛一段时间，有一定的痛苦。

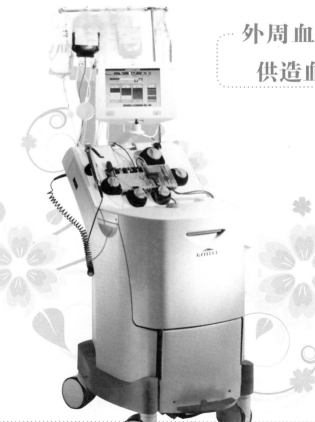

外周血造血干细胞移植时供造血干细胞的人痛苦吗

外周血造血干细胞移植时，供造血干细胞的人皮下注射几天药物，然后像献血一样采血，在造血干细胞分离机上分离2～3天，因此对供者来说没有太多不适或痛苦。外周血造血干细胞移植，因供者容易接受及伤痛很小，在目前各移植中心移植供者中占大部分。

外周血造血干细胞分离机示意图

什么是脐带血移植

脐带血是婴儿娩出断脐后残留在脐带和胎盘血管内的血液。脐血中含有较丰富的造血干细胞。脐带血移植是小儿出生时把脐带血保存到脐带血库，当这个小儿患血液病时，给以大剂量的放化疗后，再输给此保存的脐带血。保存的脐带血也可以给其他的小儿使用。

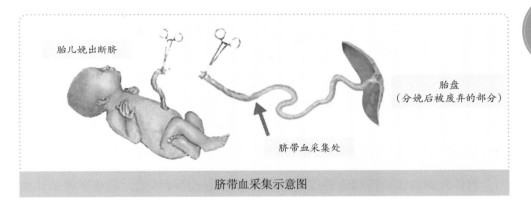

胎儿娩出断脐

胎盘
（分娩后被废弃的部分）

脐带血采集处

脐带血采集示意图

什么是同基因造血干细胞移植

同基因造血干细胞移植是指供者与受者为双胞胎的干细胞移植。这种移植排斥率低、并发症少、成功率高，但机会极少。

什么是异基因造血干细胞移植

异基因造血干细胞移植是指供者为非双胞胎兄弟或姐妹，或是父母或其他非亲属人员。

造血干细胞移植

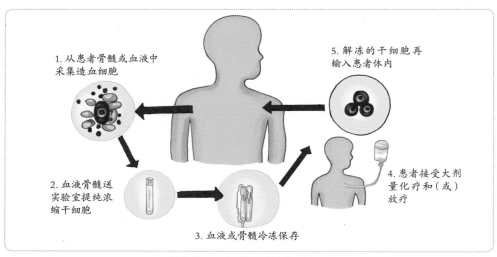

1. 从患者骨髓或血液中采集造血细胞

5. 解冻的干细胞再输入患者体内

2. 血液骨髓送实验室提纯浓缩干细胞

4. 患者接受大剂量化疗和（或）放疗

3. 血液或骨髓冷冻保存

自体造血干细胞移植过程示意图

什么是自体外周血造血干细胞移植

自体外周血造血干细胞移植是白血病患者经化疗缓解后，采集患者循环血造血干细胞悬液，在低温冰箱中冷冻保存，待该患者接受超大剂量的化疗及放疗后，再回输此干细胞悬液以重建自身造血的干细胞移植。

自体脐带血移植是怎样的

自体脐血移植是将正常胎儿出生后的脐血收集处理后，冻存在液氮罐中，当婴儿发育成长过程中不幸患血液病，需要进行干细胞移植时，就可调出自体脐血进行移植。

脐带血移植有什么优点

（1）脐带血保存于液氮中，获取简单、快捷。脐带血特别适用于需紧急造血干细胞移植者。

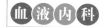

（2）与成人外周血、骨髓相比，脐带血含有丰富的造血干细胞。

（3）脐带血移植的排斥发生率和严重程度较骨髓低。可进行 HLA1～3 个位点不合的移植。

（4）脐血来源丰富、采集方便，容易获得，对产妇及胎儿无任何痛苦，也不会造成伤害。

（5）病毒感染机会少。

脐带血移植的不足是什么

（1）脐带血采集量有一定限制，含细胞数量有限。造血干细胞数量是造血干细胞移植成功的重要因素。因此，脐带血的细胞数是脐带血移植的限制因素，特别对成人及大体重儿童患者造血干细胞数不够。

（2）造血功能恢复时间长，移植后出血和感染机会增加。

（3）具有潜在的遗传性疾病可能性。

（4）如果移植失败，无备用骨髓或外周血可取。

白血病患者如何寻找供者

异基因造血干细胞移植需要寻找合适的供者。如果患者有亲兄弟姐妹的话，首先从亲兄弟姐妹中寻找，表或堂兄弟姐妹不行。亲兄弟姐妹之间有 25% 的可能性配型相同，因此患者如果有亲兄弟姐妹的话，不管一个、两个或两个以上，均应做配型检查，与患者配对。如果患者是独生子女，需从骨髓库中寻找供者。

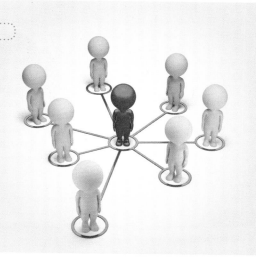

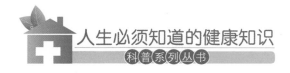

什么是配型

异基因造血干细胞移植需要寻找合适的供者。大家都知道，一个人给另一个人输血，一定要血型相配才行，即 A 型血的人只能给另一个 A 型血的人输血，B 型血的人只能给另一个 B 型血的人输血，A 型血的人绝对不能给 B 型血的人输血。造血干细胞也一样，供者的造血干细胞与受者相配才能移植，需要去配型实验室作配型检查。

兄弟姐妹之间捐献造血干细胞的过程如何

患者的兄弟姐妹应身体健康，确定无肝炎、结核及艾滋病、梅毒等传染病后，抽取 6～8 毫升血液，送组织配型实验室进行 HLA 分型检验和复检，并与患者配对。如果配对成功，确定为造血干细胞供者。当患者进入骨髓移植病房，大剂量放化疗开始时，供者开始皮下注射粒细胞刺激因子。当患者放化疗结束时，供者分离造血干细胞，分离的当天，输给患者。

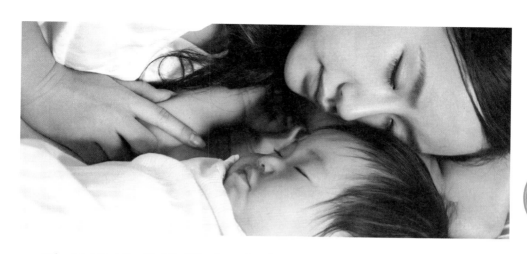

造血干细胞移植

无亲缘关系的供者通过骨髓库捐献 造血干细胞的过程如何

　　凡年龄在 18 ～ 45 周岁，身体健康，经血液检查肝功正常，无乙型肝炎和丙型肝炎，无艾滋病和梅毒的人都可以成为造血干细胞捐献者。志愿捐献造血干细胞者，可与所在地红十字会（中华骨髓库省级分库）联系，或在当地的献血车报名、填写志愿捐献书及有关表格，并抽取 6 ～ 8 毫升血液。组织配型实验室将会对志愿者的血液进行 HLA 分型检验，并把志愿者的所有相关资料录入骨髓库的数据库中，以供渴望移植治疗的患者寻找配对。捐献者登记入库后到寻找到相合患者需要一定时间。

　　骨髓库接到报名后，会经常与志愿者保持联系。当某一位患者需要进行造血干细胞移植时，由移植中心将患者的 HLA 与志愿者的 HLA 配对，如果吻合，骨髓库通知志愿者做捐献的准备。

　　骨髓库的供者抽取 6 ～ 8 毫升血液，送组织配型实验室进行 HLA 分型检验和复检，并与患者配对，如果配对成功，确定为造血干细胞供者。当患者进入骨髓移植病房，大剂量放化疗开始时，供者开始皮下注射粒细胞刺激因子。当患者

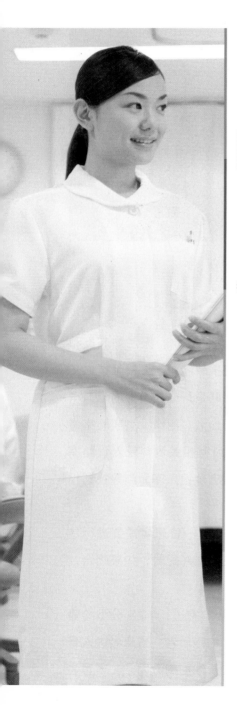

放化疗结束时，供者分离造血干细胞，分离的当天，输给患者。

血液病患者如何从骨髓库寻找供者

患者如果想从骨髓库寻找供者，通知所在治疗医院血液科主管医生即可。

成为骨髓库供者后能不能反悔

捐献造血干细胞是奉献爱心的事，也是一件非常严肃的事情，志愿者一定要慎重考虑后报名，报名后最好不要撤销捐献决定。因为骨髓库的运转需要大量经费。签署捐献同意书后就更不能撤销捐献决定，因为在这个时候，患者为移植已进行大剂量的放疗和化疗，丧失了造血能力，此期间捐献者若终止捐献，再临时寻找配型相合者已来不及，患者将有生命危险。因此捐献者报名前一定要充分了解造血干细胞移植的过程及意义，一旦报名后最好不要撤销捐献决定。

世界上有哪些骨髓库

世界各国均有各自的骨髓库。亚洲除新加坡骨髓库、日本骨髓库和韩国骨髓库，还有设于中国大

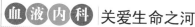

陆的中华骨髓库、香港特区的香港骨髓库、台湾的台湾慈济骨髓库。这些骨髓库可以较好地解决亚洲居住人群对骨髓移植的需求。

中国人可以从美国骨髓库寻找供者吗

由于人种遗传的差异，中国人的 HLA 型与白种、黑种等人群差别较大。中国患者寻找 HLA 相合的捐献者的最大希望是在中国人群中，在其他人种中更为困难。此外，居住在世界各地的华人一旦患病，需要造血干细胞移植治疗时，能求助于中华骨髓库，大陆的患者也可以求助于香港骨髓库、台湾慈济骨髓库以及新加坡骨髓库等。患者得病后可以通过所在血液科医生联系骨髓库，或者直接网上查询联系即可。

中华骨髓库是怎样的机构

中华骨髓库管理中心位于北京市东城区干面胡同，各省红十字会均有分支机构。骨髓库也叫造血干细胞捐献者资料库。骨髓库并不是把供者的骨髓或造血干细胞存到库里。骨髓库里保存的只是志愿捐献造血干细胞的人们的名字、年龄、性别、健康状况、详细地址、HLA 基因检查结果等。如果有一个白血病患者需要做造血干细胞移植，患者的 HLA 基因与所有志愿者的 HLA 基因进行配对，配对相合，便通知该志愿者捐献造血干细胞。

台湾慈济骨髓库是怎样的

台湾慈济骨髓库位于台湾花莲市，是慈济功德会下属的机构。慈济功德会是台湾最大的民间慈善团体，有慈济医院、慈济护理专科学校和慈济医学院，在世界五大洲建立了分会或联络处。目前，国内较大的移植中心均与该骨髓库有

造血干细胞移植

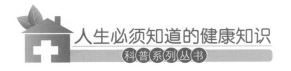
合作。患者可通过所在医院的血液科医生联系台湾慈济骨髓库。

进无菌层流病房前患者怎么准备

　　白血病患者进入无菌层流病房前要经化疗得到缓解，并巩固化疗几个疗程。在这段时间患者寻找供者，与可能供者做配型检查。配型工作完成，找到合适的供者后，白血病患者做进层流病房的准备。准备工作包括个人物品、心理以及全方面的检查。全方面检查的目的就是保证移植者各系统功能基本正常。入前剪指甲、备皮、清洗后药浴 20 分钟，进入骨髓移植层流病房。

无菌层流病房是怎样的

　　骨髓移植层流病房是专门为造血干细胞移植患者建造的。层流病房的空气是经过净化的，无菌的。病房内的一切物品都是经过净化、消毒、无菌的。医务人员要经过更衣、洗手、消毒等很多程序后才能进入病房。患者家属不能进入病房，可通过电话与患者交流，通过玻璃窗看到患者。层流病房的目的就是给患者创造一个无菌的环境。

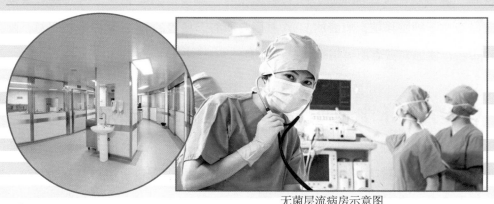

无菌层流病房示意图

造血干细胞移植过程

什么是预处理

预处理是对移植患者进行的必不可少的处理。预处理实际就是大剂量的放化疗。预处理的目的有两个：破坏患者的免疫系统，使之无力排斥移植物；清除体内残留的瘤细胞或骨髓内的白血病细胞。

在实际工作中预处理方案的设计主要根据患者的基本疾病状况而定。在选用预处理方案中主要考虑瘤细胞的敏感性和毒性两个方面。所用方案对瘤细胞不敏感或虽敏感但用量不足，复发率必然很高。然而如果预处理剂量过大，虽可减少复发率，终因毒性相关病死率增加而无益于总疗效的改善。

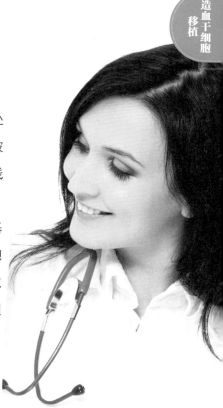

预处理分几种

目前所用的预处理方案按对骨髓的清除作用强弱可分为清髓性和非清髓性两类。

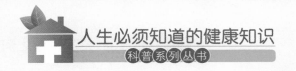

清髓性预处理方案分几种

清髓性预处理方案，按是否含全身照射，分为含全身照射（即放疗）的预处理方案和不含全身照射的预处理方案。

含全身照射的预处理方案是怎样的

含全身照射的预处理方案：全身照射不仅具有强烈的免疫抑制作用，而且随全身照射剂量的增加对造血系统恶性肿瘤的杀伤力也显著增加。由于单用全身照射还不足以消灭体内的瘤细胞，全身照射必须与化疗药物合用。最常用的是环磷酰胺。环磷酰胺加全身照射迄今仍被认为是标准的预处理方案，对急慢性白血病有很好的治疗作用。此外，全身照射也可分别与足叶乙甙、美法仑、白消安或阿糖胞苷等化疗药合用。

不含全身照射的预处理方案是怎样的

由于全身照射不仅近期不良反应较大，而且其远期不良作用如白内障、性腺受损、继发性肿瘤及儿童生长发育迟缓等严重影响长期生存者的生活质量，因此不含全身照射（放疗）的联合化疗预处理方案备受人们重视，而且此类预处理不需要放疗等特殊设备。化疗药物有卡氮芥、足叶乙甙、美法仑、环磷酰胺、米托蒽醌、卡铂和顺铂等。

什么是非清髓性预处理方案

与清髓性预处理方案相比，所用化疗药物的剂量小，且加入一些免疫抑制作用强的药物，其目的只是抑制受者的免疫功能，使移植物不被排斥，而不是要完全清除受者骨髓造血细胞和恶性细胞。在移植后一定时间内再回输供者淋巴细胞，借移植物抗白血病效应清除体内残存的白血病细胞。由于此类预处理所用化疗药物的剂量小，相关不良反应，病死率低，使造血干细胞移植变得较安全，故日益受到人们的重视。非清髓性预处理方案的最佳组成目前尚在探索中，多数学者用氟达拉宾，在此基础上加环磷酰胺，抗胸腺细胞球蛋白。有的学者用美法仑、白消安、阿糖胞苷或去甲氧柔红霉素取代上述方案中的环磷酰胺等。

供者造血干细胞怎样输入患者体内

化疗、放疗完毕后，给患者输供者提供的骨髓或外周血造血干细胞悬液。输的过程很简单，与平时输液一样输进去即可。静脉输进的造血干细胞，通过血液循环，最后"定居"于骨髓腔。

什么叫植入成功与植入失败

移植后 28 天，患者白细胞、红细胞、血小板等血细胞生长，骨髓增生活跃，说明供者的造血干细胞植入成功。移植后 28 天，白细胞、红细胞、血小板等全血细胞减少，骨髓空虚为植入失败。植入这一段时间是造血干细胞移植患者最艰苦、最危险的时期。患者自身的造血系统和免疫系统已被摧毁，供者的造血干细胞还没有在患者体内生长起来，患者容易发生出血、感染等移植并发症。

移植患者什么时候出层流病房

患者只要植入成功，再经过一段时间的预防和治疗移植并发症、抗感染、输红细胞、输血小板等一系列的治疗，病情稳定后便可出层流病房。

整个造血干细胞移植过程对患者来说只是被置在封闭、无菌的环境里接受一次特殊治疗。不需麻醉，不需做手术。因此白血病患者要抓住移植最佳时机，消除顾虑，勇敢地做移植，彻底战胜白血病。

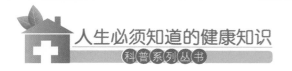
异体造血干细胞移植成功的标志有哪些

异体造血干细胞移植可通过性染色体、血型、红细胞和白细胞同工酶或分子生物学技术等方法确定移植是否成功。如果患者为男性，性染色体为XY，供者为女性，性染色体为XX，移植后男患者的性染色体变为XX。如果患者血型为B型，供者血型为A型，移植成功后患者血型转为A型。移植物抗宿主病可看做是移植成功的间接证据。

自体造血干细胞移植成功的标志有哪些

自体造血干细胞移植缺乏移植成功的直接证据，如所用的预处理是清髓性的，则造血的恢复可看成是移植成功。假如预处理剂量小，自身造血恢复的可能性很大，这一治疗只能看成是骨髓支持下的大剂量抗癌治疗。

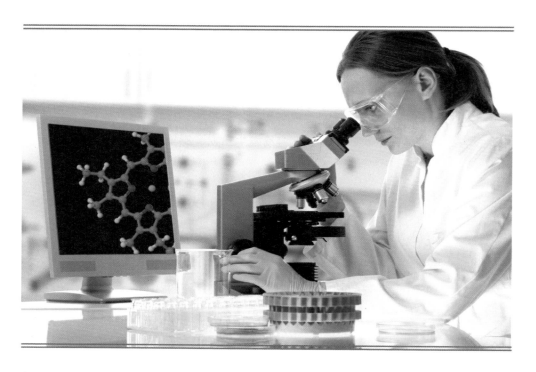

造血干细胞
移植并发症

造血干细胞移植并发症有哪些

造血干细胞移植并发症有移植物抗宿主病、间质性肺炎、肝静脉闭塞病、出血性膀胱炎、感染及出血、口腔溃疡等。

移植物抗宿主病是什么样的

移植物抗宿主病是异体造血干细胞移植过程中最主要的并发症之一。接受异体造血干细胞移植后100天内出现的皮炎、肝炎、肠炎等一组临床征象定义为急性移植物抗宿主病，而移植100天后发生的称为慢性移植物抗宿主病。

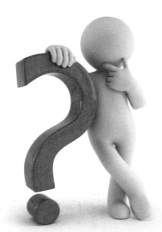

为什么会发生移植物抗宿主病

移植物抗宿主病是由于移植后供受者之间存在免疫遗传学差异造成的。HLA配型情况对移植物抗宿主病的发生有重要的影响。HLA完全不相合，移植物抗宿主病发生率为100%；有父母供应的HLA半相合的移植，移植物抗宿主病的

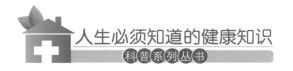

发生率为 70% ～ 90%；HLA 相合的移植，移植物抗宿主病的发生率为 50% 左右。移植物抗宿主病主要受损的器官是皮肤、肠和肝脏。

发生移植物抗宿主病对患者有好处吗

在移植过程中发生轻度的移植物抗宿主病也有好处。许多研究者发现：发生过急性或慢性移植物抗宿主病的患者，其白血病的复发率要比从未发生过的患者低 2.5 倍。供者的淋巴细胞对受者体内的白血病细胞可能具有一定程度的攻击作用，这一作用被称为移植物抗白血病效应。

急性移植物抗宿主病的皮肤损害是怎样的

皮肤损害。是最早出现的症状，一般发生在移植成功外周血象有所恢复后，在手、脚心、面颊部出现皮肤红斑和细小的斑丘疹，色泽暗红略高于皮肤。在严重的病例，皮肤红斑和斑丘疹可很快发展至全身大部分皮肤，有时出现水疱和皮肤剥脱。皮肤损害多发生在移植后半个月至 2 个月内。若经过治疗或移植物抗宿主病不甚严重，急性损害转变为慢性。慢性损害的突出表现为皮肤色素沉着、脱屑、皮肤增厚或角化不良等。

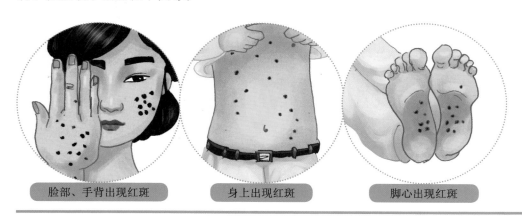

| 脸部、手背出现红斑 | 身上出现红斑 | 脚心出现红斑 |

急性移植物抗宿主病的肠道损害是怎样的

大剂量化疗和照射后，患者多发生食欲减退、恶心、呕吐、腹泻等胃肠道症状，此为化疗和照射的不良反应，一般在1～2周内消失。此时造血功能尚未重建，与移植物抗宿主病无关。当移植的造血干细胞植活后，外周血细胞有所恢复时，再度出现恶心、呕吐、腹泻等症状可能是移植物抗宿主病肠道损害的表现。如出现在皮肤红斑、丘疹之后，则基本认为是移植物抗宿主病肠道损害的表现。恶心、呕吐的轻重与移植物抗宿主病的程度有关，轻者仅数次呕吐、呕吐物为胃内容物或白色黏液，重者可反复呕吐，呕吐物含胆汁或血性物，每天呕吐量可达数百毫升。腹泻可为稀便、水样便或血水便，腹泻常伴有腹痛。

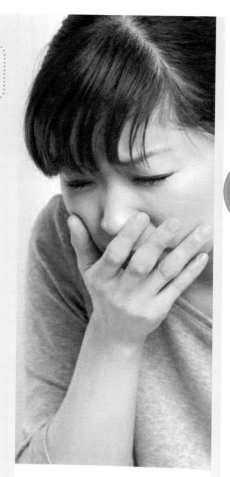

造血干细胞移植

急性移植物抗宿主病的肝脏损害是怎样的

常出现不同程度的肝损害，轻者可不出现症状，重者出现肝区不适或疼痛、肝脏肿大、黄疸等表现。肝功能障碍是主要表现，化验检查转氨酶、碱性磷酸酶、胆红质、乳酸脱氢酶等增高。

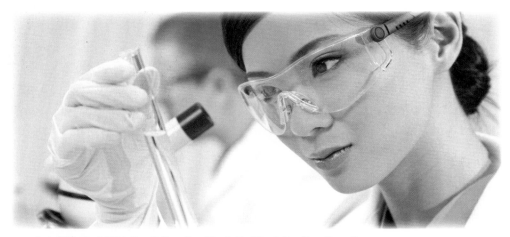

怎样预防与治疗移植物抗宿主病

根据移植物抗宿主病的发生机制，预防主要是抑制供者淋巴细胞功能，即用免疫抑制剂和去除移植物中 T 淋巴细胞。免疫抑制剂有环胞素、甲氨喋呤、骁悉、皮质激素类等。

治疗移植物抗宿主病，需观察患者有无皮肤改变、肝脏损害及胃肠道症状。一旦确定有移植物抗宿主病，需用甲基强的松龙、抗胸腺细胞球蛋白或抗淋巴细胞球蛋白等免疫抑制剂治疗。

人为什么会得间质性肺炎

间质性肺炎是造血干细胞移植后的另一个较重的并发症。间质性肺炎的发生与放射照射、病毒感染、卡氏肺囊虫感染、移植物抗宿主病等有关。间质性肺炎的发生由全身照射剂量、尤其肺组织的吸收剂量过大而引起，可通过肺屏蔽或选用低照射剂量率以减轻肺组织的损伤。移植患者接受大剂量的放化疗和移植后的免疫抑制剂治疗后的头 4 个月免疫功能低下阶段，有 40% ～ 60% 的患者发生巨细胞病毒感染，主要表现为间质性肺炎。卡氏肺囊虫是一种长为 5 ～ 7 纳米的囊状原虫，婴幼儿先天性或获得性免疫缺陷病及肿瘤化疗后免疫低下患者对此种原虫特别容易感染，通常侵及肺部，引起间质性肺炎。造血干细胞移植患者头3个月内免疫功能明显低下，常发生卡氏肺囊虫所致的间质性肺炎，其发生率为10% ～ 20%。

间质性肺炎临床表现是怎样的

主要发生在造血干细胞移植后头3个月内，平均发病时间为移植后50 ～ 75天。大多数患者有轻到中度咳嗽，干咳或有少量非脓性痰液，呼吸急促或进行性呼吸困难，口唇发紫，多数患者有发热和肺部啰音。

怎样预防和治疗间质性肺炎

间质性肺炎放疗采用分次照射，用较小的剂量率，同时用阿昔洛韦（无环鸟苷）、阿糖胞苷等药物预防病毒感染，用复方磺胺甲恶唑（复方新诺明）预防卡氏肺囊虫感染等。

肝静脉闭塞病是怎样的

肝静脉闭塞病多发生于移植后3周内。移植前肝功能异常者，易并发此病。

突然发生肝区疼痛或不适感，腹部膨胀、食欲不振、乏力、低热等，体重突然增加，一般可增加10%。重症病例可发生明显的黄染，肝肿大肋缘下10厘米以上，伴有腹水，化验肝功能异常。

怎样预防肝静脉闭塞病

可用低分子右旋糖苷、丹参注射液和前列腺素 E_1 等药物。

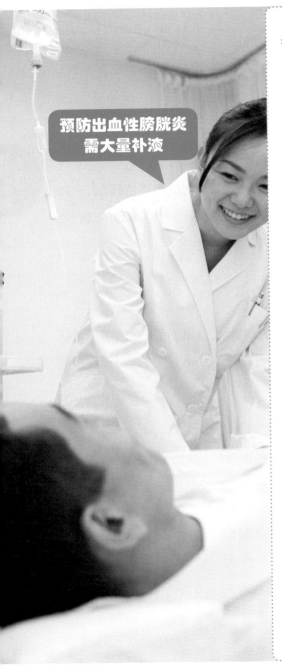

预防出血性膀胱炎
需大量补液

出血性膀胱炎是怎样的

出血性膀胱炎主要为环磷酰胺的代谢产物丙烯醛引起膀胱黏膜损伤所致，多发生于移植后 2 周内。

怎样预防出血性膀胱炎

预防出血性膀胱炎需大量补液，每天 6000～7000 毫升，保证日尿量在 5000 毫升以上。碱化尿液，用环磷酰胺同时用美司钠等药物。出血性膀胱炎只发生在用大剂量环磷酰胺化疗的患者。

急性白血病是否都需要造血干细胞移植

白血病目前在世界各地移植中心造血干细胞移植病种中占第一位。急性非淋巴细胞白血病及急性淋巴细胞白血病均为造血干细胞移植的适应证。尽管异体造血干细胞移植后可能会出现包括移植物抗宿主病在内的移植相关死亡，但因其白血病复发率较低，并且可以根治白血病，所以其临床效果始终优于自体造血干细胞移植和化疗。总体上讲，急性非淋巴细胞白血病的治疗效果要好于急性淋巴细胞白血病，而急性非淋巴细胞白血病各亚型间的移植后疗效无明显差异。为了追求急性白血病治疗的最佳预后，凡有条件的急性白血病患者均应以接受异基因造血干细胞移植为治疗首选。

急性白血病造血干细胞移植效果怎样

美国和加拿大 15 年间作了 6443 例白血病的造血干细胞移植，所有患者总的 1 年生存率为 63%，3 年无病生存率为 51%。

北京大学人民医院血液病研究所回顾性分析了急性淋巴细胞白血病异基因造血干细胞移植的疗效及影响疗效的相关因素：1000 例患者异基因造血干细胞移植后 5 年累积总体生存率为 53.4%，无病生存率为 50.5%；移植前处于第 1 次缓解期，且缓解时间 >6 个月者长期生存率明显提高。

急性早幼粒细胞白血病需要做移植吗

遗传学有 t（15，17）表现的急性早幼粒细胞白血病与遗传学上显示 t（8，21）或 inv（16）的急性白血病患者应用化疗可以取得较好的疗效。砷剂治疗急性早幼粒细胞白血病疗效优于异体造血干细胞移植，因而主张对急性早幼粒细胞白血病，造血干细胞移植不作为首选治疗方法。遗传学上显示 t（8，21）或 inv（16）的急性粒细胞白血病化疗效果较好，也不主张首选造血干细胞移植。另外，低危型儿童急淋单独用化学治疗治愈率高，造血干细胞移植亦作为二线治疗手段。

（本章编者：倪美兰 金哈斯）

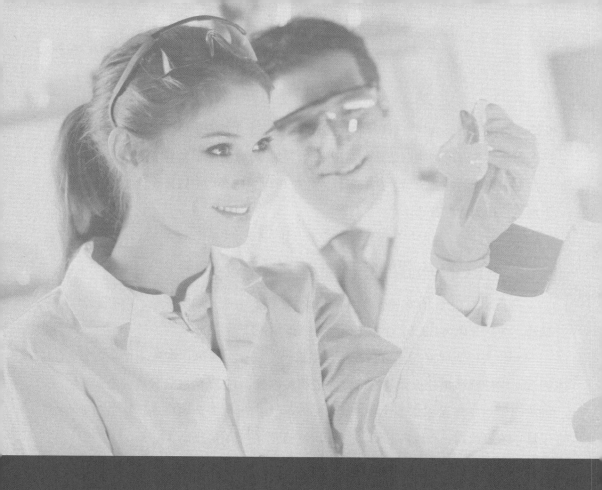

QITA XUEYEBING

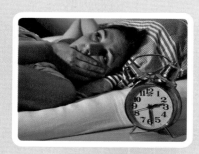 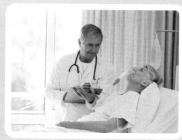 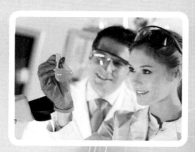

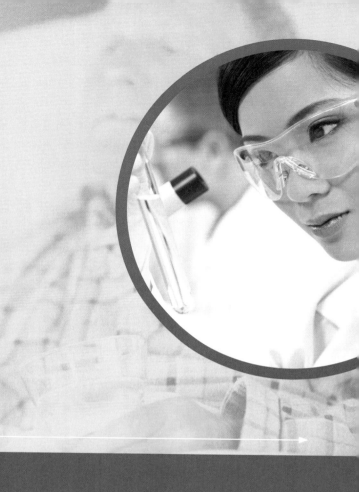

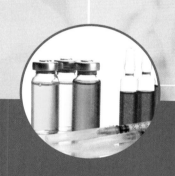

其他血液病

白细胞减少症

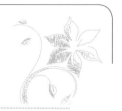

什么叫白细胞减少症

白细胞减少症是指患者骨髓造血太少，造白细胞少，低于正常范围。血常规检查白细胞数持续低于 4×10^9/ 升。

什么叫粒细胞缺乏症

患者中性粒细胞绝对值低于 0.5×10^9/ 升，甚至消失者，称为粒细胞缺乏症。

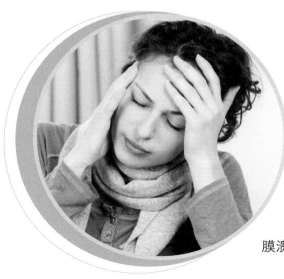

白细胞减少症和粒细胞缺乏症有哪些表现

起病多缓慢，无症状或者症状较轻，常见乏力、心悸、头晕、低热或溃疡。

若为粒细胞缺乏症，则起病急，可突然畏寒或寒战，高热，头痛，关节痛，极度乏力，体检早期示扁桃体红肿，咽部黏膜溃疡，可见坏死等。

哪些感染会引起白细胞减少

一些感染可引起白细胞减少，如病毒性肝炎、麻疹、流感、传染性单核细胞增多症，以及伤寒、副伤寒、布氏杆菌、粟粒型肺结核、重症金黄色葡萄球菌败血症，原虫以及疟疾合并脾肿大者。

哪些药物会引起白细胞减少

氯霉素、合霉素、磺胺类药、复方阿司匹林会引起粒细胞减少。

其他血液病

接触射线是否会引起白细胞减少

从事放射线工作或接触放射物质，会导致白细胞减少。

粒细胞缺乏症常见感染部位如下

口腔感染：这是白细胞减少症最常见的并发症。早期可见扁桃体红肿，咽部黏膜溃疡，继而可有坏死水肿，黏膜潮红及颈部淋巴结肿大等。

肛周脓肿：可迅速形成溃疡、坏死及假膜。

全身各系统感染：败血症是本病的主要威胁。

白细胞减少症怎么治疗

寻找并去除病因。可以口服一些升白细胞药物，如维生素 B_4、鲨肝醇、利血生、碳酸锂、升白安片等。

骨髓增生异常综合征

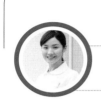

骨髓增生异常综合征多见于哪些人

骨髓增生异常综合征可发生于任何年龄，男性多于女性。

大部分患者怎么发现患了骨髓增生异常综合征

骨髓增生异常综合征患者早期无明显症状，常因进行体格检查或者因其他疾病就诊而查血常规时发现。或者患者因头晕乏力、脸色苍白，或发热，牙龈出血、鼻出血而就诊，进一步检查而确诊。

骨髓增生异常综合征患者需要反复查血常规吗

骨髓增生异常综合征患者需要反复查血常规，血常规上白细胞、红细胞、血红蛋白、血小板均减低，或者其中两项减低。

骨髓增生异常综合征患者需要做骨穿吗

骨髓增生异常综合征患者需要做骨穿确诊。骨髓中出现病态造血，原始细胞增多，但不足以诊断白血病。

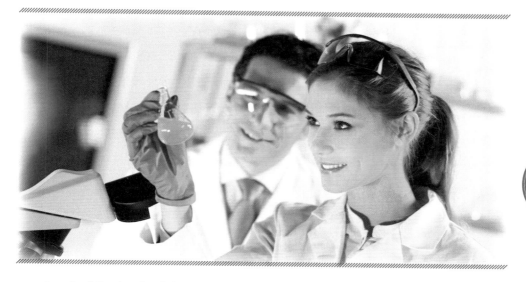

人为什么会得骨髓增生异常综合征

骨髓增生异常综合征的确切病因目前还不清楚。一般认为此病的发生与电离辐射、某些化学制剂、药物及病毒等因素有关。

怎样预防骨髓增生异常综合征

预防骨髓增生异常综合征要尽可能避免接触放射线，包括频繁的 X 线诊断和放射治疗。避免接触苯、甲醛及其衍生物，避免使用含苯、甲醛浓度超标的家庭装修材料，农药、汽油、油漆等。尽量避免使用保泰松、氯霉素、美法仑及环磷酰胺等化学药。

骨髓增生异常综合征分早晚期吗

骨髓增生异常综合征是疾病进展缓慢，病程较长的疾病，根据病程发展的不同阶段，早期只有贫血，晚期可有出血、发热症状，因此应尽早诊治疾病。

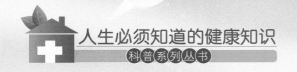

骨髓增生异常综合征有哪些类型

骨髓增生异常综合征分为 6 种类型：难治性贫血、环状铁粒幼细胞性难治性贫血、难治性血细胞减少伴多系病态造血、原始细胞过多性难治性贫血、骨髓增生异常综合征不能分类、纯 5 号染色体长臂缺失的骨髓增生异常综合征（5q- 综合征）。6 种类型不是独立的疾病，但可以是同一疾病的不同阶段。

什么叫难治性贫血

难治性贫血多以贫血为主要临床表现，如乏力、纳差、劳累后心慌，不同程度的皮肤淤斑、牙龈出血、发热、易感冒等。实验室检查显示，血象：贫血，原始细胞 <1%；骨髓象：增生活跃或明显活跃，红系病态造血，原始细胞 <5%。

环状铁粒幼细胞性难治性贫血是怎样的

环状铁粒幼细胞性难治性贫血除有贫血的临床表现如乏力、头晕、耳鸣、失眠、纳差外，还有铁过多相关症状，如皮肤与口腔色素沉着、性机能减退、消瘦、糖尿病、肝硬化等。实验室检查显示，血象：贫血，无原始细胞；骨髓象：红系病态造血，原始细胞 <5%，环状铁粒幼细胞 >15%。

难治性血细胞减少伴多系病态造血是怎样的

难治性血细胞减少伴多系病态造血临床表现为：贫血、发热、皮肤黏膜出血，可有肝、脾轻度肿大。实验室检查显示，血象：全血细胞减少，无原始细胞；骨髓象：病态造血细胞在该系细胞中 >10%，原始细胞 <5%，环状铁粒幼细胞 <15%。

什么叫纯 5 号染色体长臂缺失的骨髓增生异常综合征

多见于老年女性，发病慢，病程长，以贫血、发热、脾肿大为主要临床表现。实验室检查显示，血象：大细胞性贫血，血小板正常或偏高，原始细胞 <5%；骨髓象可正常或巨核细胞增多，有病态改变，原始细胞 <5%，5 号染色体长臂缺失为唯一染色体异常。

为什么骨髓增生异常综合征分这么多类型

对每个类型治疗策略不一样。

骨髓增生异常综合征怎么治疗

骨髓增生异常综合征的治疗方法有细胞因子（如粒细胞刺激因子、促红细胞生成素、干扰素、血小板生成素等）治疗、化疗、分化诱导治疗（如维甲酸、罗盖全等）、激素、达那唑、格列卫、沙利度胺及环孢素等。根据类型采取不同的治疗药物。

骨髓增生异常综合征最后都会转化成白血病吗

30% ～ 40% 的患者最后都会转变成白血病。

骨髓增生异常综合征能做造血干细胞移植吗

难治性血细胞减少伴多系病态造血、原始细胞过多性难治性贫血、长期输血依赖者及染色体异常多者可以做造血干细胞移植。

真性红细胞增多症

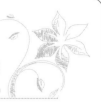

红细胞增多症是怎样的

红细胞增多症是骨髓造血过多，造红细胞过多引起的疾病。血常规上，红细胞和血红蛋白高于正常值的疾病。

红细胞增多症分几类

红细胞增多症可分为原发性与继发性两大类。原发性的即真性红细胞增多症。继发性的主要是由组织缺氧所引起的，例如高原缺氧、心肺疾病等。

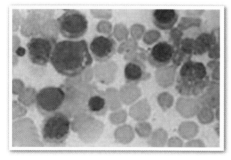
真性红细胞增多症骨髓象图

真性红细胞增多症多见于哪些人

真性红细胞增多症是一种骨髓造血过多，造红细胞太多，超出正常范围引起的疾病。发病率约为 1/10 万，多发生在 60 岁左右的老年人。

大部分患者怎么发现患了真性红细胞增多症

大部分患者早期无不适症状，常在检查身体时查血常规而发现患病。少部分患者是因发生血栓栓塞而出现相应的症状后就诊确诊的。

皮肤黏膜发红是真性红细胞增多症的主要表现吗

真性红细胞增多症患者由于红细胞增多，导致血液黏稠度增加，血流缓慢，循环障碍，全身血管扩张充血。常见的症状有头痛眩晕、视力障碍、面色发红、眼结膜充血、全身皮肤黏膜为绛红色，醉酒状，血压增高。

其他血液病

真性红细胞增多症患者出血吗

晚期患者可出现鼻出血、牙龈出血、胃肠道出血。

真性红细胞增多症患者容易发生动静脉血栓吗

30% ～ 40% 的患者出现动静脉血栓，也可以因此而死亡。例如肢体血管栓塞后可出现肢体麻木、疼痛甚至坏死。脾及肠系膜血管栓塞可致腹痛、呕吐。肺、脑、肾栓塞引起相应的症状。

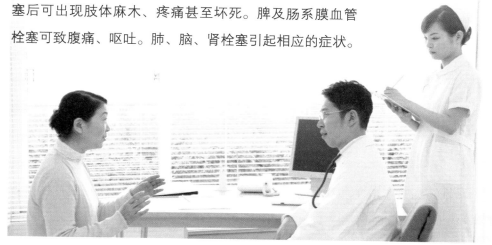

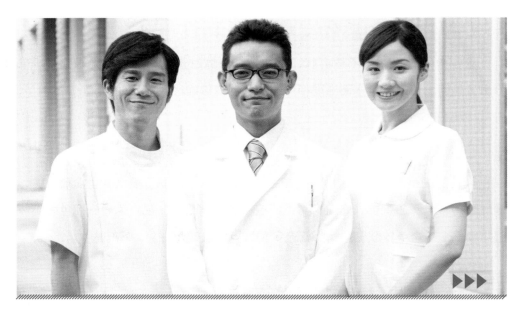

真性红细胞增多症患者容易发生脑梗死吗

真性红细胞增多症 60% ~ 80% 的患者有神经系统症状，头痛头晕、肢体麻木、感觉异常、皮肤瘙痒、一过性脑缺血、脑梗死、脑出血及痴呆等。

血栓栓塞可以是真性红细胞增多症的首发症状吗

血栓栓塞可以是真性红细胞增多症的首发症状。例如肺、脑、肾栓塞引起相应的症状，非常严重，可以致命。肢体血管栓塞后可出现肢体麻木、疼痛甚至坏死。脾及肠系膜血管栓塞可致腹痛、呕吐。

真性红细胞增多症患者有高血压和脾大吗

真性红细胞增多症一半患者有高血压，早期部分患者脾肿大，晚期所有患者均发生脾肿大。

真性红细胞增多症患者需要做哪些检查

真性红细胞增多症患者需要反复查血常规。红细胞数正常值：男性 $4.5 \sim 5.5 \times 10^{12}$/升，女性 $3.5 \sim 5.5 \times 10^{12}$/升；血红蛋白正常值：男性 $120 \sim 160$ 克/升，女性 $110 \sim 150$ 克/升；红细胞数，男性大于 6.5×10^{12}/升，女性大于 6.0×10^{12}/升；血红蛋白：男性大于 175 克/升，女性大于 160 克/升，可以诊断红细胞增多症。40% ~ 60% 的患者白细胞、血小板计数也增高。

真性红细胞增多症患者需要做骨穿吗

真性红细胞增多症患者还需要做骨髓穿刺，骨髓红系、粒系、巨核系均增生，原始细胞不多，晚期骨髓纤维化。

人为什么会得真性红细胞增多症

真性红细胞增多症的明确病因目前还不清楚。它是骨髓增殖性疾病，病情发展比较缓慢、病程较长的疾病。

真性红细胞增多症分早晚期吗

真性红细胞增多症是病程较长的疾病，分前期、多血期、骨髓衰竭期和终末期 4 期。前期一般无症状，红细胞数和血红蛋白正常或者波动性增高，一般持续 1 ~ 2 年。多血期有典型的症状和化验异常，持续 10 年左右。骨髓衰竭期和终末期患者出现贫血、出血、感染，部分患者转化为骨髓异常综合征或者白血病。因此，建议早期诊断、早期治疗。

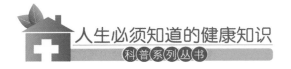
真性红细胞增多症怎么治疗

真性红细胞增多症治疗方法有静脉放血、羟基脲、白消安、高三尖杉脂碱、干扰素、造血干细胞移植等。

真性红细胞增多症是否转化成其他疾病

真性红细胞增多症晚期可以转化成慢性粒细胞白血病、原发性血小板增多症、骨髓纤维化、骨髓异常增生综合症等。

高血压、糖尿病、高脂血症患者
合并真性红细胞增多症是否增加血栓的风险

糖尿病、高脂血症患者合并真性红细胞增多征时增加血栓的风险，因此除应积极治疗糖尿病、高脂血症外，还应积极治疗真性红细胞增多症。

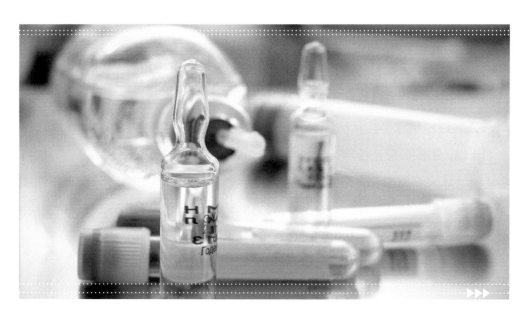

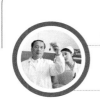

原发性
血小板增多症

什么是原发性血小板增多症

原发性血小板增多症多见于 40 岁以上的中老年人，男性多于女性。

原发性血小板增多症出血吗

原发性血小板增多症患者血小板增多，血小板寿命正常，但功能异常，发挥不了正常血小板的止血功能，因此原发性血小板增多症患者出现反复自发的皮肤黏膜出血。如鼻出血、牙龈出血、血尿或者皮肤瘀斑。

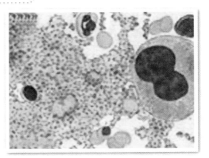

原发性血小板增多症骨髓象图

原发性血小板增多症患者
容易发生动静脉血栓吗

原发性血小板增多症近 1/3 的患者有动静脉血栓形成，肢体血管栓塞后可出现肢体麻木、疼痛甚至坏死。脾及肠系膜血管栓塞可致腹痛、呕吐。肺、脑、肾栓塞引起相应的症状。

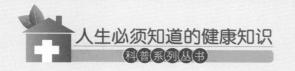
原发性血小板增多症患者脾大吗

80% 的原发性血小板增多症患者有脾肿大，一般轻度到中度。

原发性血小板增多症患者
需要反复查血常规吗

原发性血小板增多症需要反复查血常规。血小板计数持续大于 600×10^9/升，可以确诊为原发性血小板增多症。

原发性血小板增多症患者需要做骨穿吗

原发性血小板增多症患者确诊需要做骨髓检查。骨髓中巨核细胞过度增生。

人为什么会得原发性血小板增多症

原发性血小板增多症的明确病因目前还不清楚。它是骨髓增殖性疾病，病情发展比较缓慢，病程较长。

原发性血小板增多症怎么治疗

原发性血小板增多症的治疗方法有羟基脲、血小板分离术、干扰素和阿司匹林等。

原发性血小板增多症是否会转化成其他疾病

少数原发性血小板增多症患者晚期可转化成慢性粒细胞白血病、骨髓纤维化、真性红细胞增多症。

原发性血小板增多症患者
脾大时切脾好不好

原发性血小板增多症患者禁忌切脾，因为切脾会促进血小板增多、增加出血和血栓形成的风险。

高血压、糖尿病、高脂血症患者
合并原发性血小板增多症是否增
加血栓的风险

高血压、糖尿病、高脂血症患者合并原发性血小板增多症时增加血栓的风险，因此除应积极治疗高血压、糖尿病、高脂血症外，还应积极治疗血小板增多症。

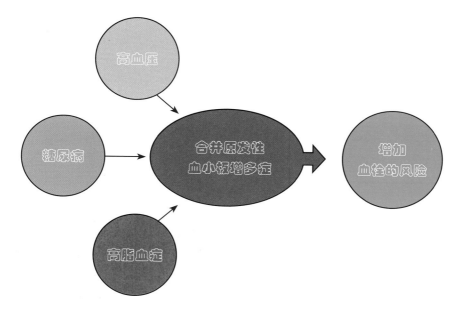

过敏性紫癜

过敏性紫癜多见于哪些人

过敏性紫癜多见于儿童和青少年，冬春季容易发病。

过敏性紫癜出血吗

过敏性紫癜除会出现皮肤红色斑丘疹外，很少出现鼻出血、牙龈出血、月经过多等出血症状。

过敏性紫癜血小板减少吗

过敏性紫癜患者血小板计数是正常的，不会减少的。

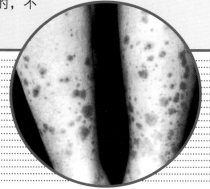

过敏性紫癜皮肤改变示意图

过敏性紫癜患者需要反复查血常规吗

过敏性紫癜患者血常规是正常的，因此没有必要反复查。

过敏性紫癜患者需要反复做骨穿吗

过敏性紫癜患者骨髓是正常的，因此也没有必要反复做骨髓穿刺。

人为什么会得过敏性紫癜

过敏性紫癜是人体免疫功能失常引起的疾病。与慢性炎症刺激、对食物或者药物过敏导致毛细血管产生变态反应，出现出血、水肿的疾病有关。

反复发生扁桃体炎、中耳炎、鼻窦炎等疾病是否容易引起过敏性紫癜

反复发生扁桃体炎、中耳炎、鼻窦炎等疾病很易引起过敏性紫癜，这些感染病灶治愈后过敏性紫癜常获得缓解。

过敏性紫癜容易反复发作吗

过敏性紫癜容易反复发作，过敏因素的反复刺激、慢性炎症的反复刺激、精神刺激、寒冷、感冒等都可以成为复发的诱因。

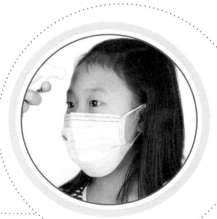

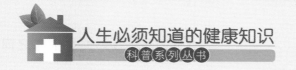
过敏性紫癜分哪儿型

过敏性紫癜患者发病前 1～2 周有全身不适、低热、乏力及上呼吸道感染等前驱症状，随之出现典型临床表现。依其症状、体征不同，可分为单纯型、腹型、关节型、肾型和混合型。

过敏性紫癜单纯型的表现如何

过敏性紫癜单纯型是最常见的类型。主要表现为皮肤紫癜，反复发生、对称分布，可同时伴发皮肤水肿、荨麻疹。紫癜大小不等，初局限于四肢，尤其是下肢及臀部，躯干极少累及。紫癜常成批出现，呈深红色，按之不褪色，可融合成片形成瘀斑，数日内变成紫色、黄褐色、淡黄色，经 7～14 日逐渐消退。

过敏性紫癜腹型的表现如何

过敏性紫癜腹型除皮肤紫癜外，还有恶心、呕吐、呕血、腹泻及黏液便、便血等症状。其中腹痛最为常见，常为阵发性绞痛，多位于脐周、下腹或全腹，发作可因腹肌紧张及明显压痛。在幼儿可因肠壁水肿、蠕动增强等而致肠套叠。腹部症状、体征多与皮肤紫癜同时出现，偶可发生于紫癜之前。

过敏性紫癜关节型的表现如何

过敏性紫癜关节型除皮肤紫癜外，因关节部位受累出现关节肿胀、疼痛、压痛及功能障碍等表现，多发生于膝、踝、腕、肘等大关节，关节肿胀一般较轻，呈游走性，反复发作，经数日而愈，不遗留关节畸形。

过敏性紫癜肾型的表现如何

过敏性紫癜肾型是病情最为严重的类型，发生率在 12% ～ 65%。除皮肤紫癜外，还会出现血尿、蛋白尿及管型尿。肾脏症状可出现于疾病的任何时期，但以紫癜发生后一周多见。一般认为尿变化出现愈早，肾炎愈重，少数病例因反复发作而演变为慢性肾炎（血尿、蛋白尿、水肿、高血压）、肾病综合征（尿蛋白 >3.5 克 / 天、低血浆白蛋白血症 <30 克 / 升、水肿、血脂升高），甚至肾功能衰竭，过敏性紫癜所引起的这些肾脏损害都被称为过敏性紫癜性肾炎。

过敏性紫癜混合型的表现如何

过敏性紫癜混合型是指除皮肤紫癜外，其他 3 型中有两型或两型以上合并存在。

过敏性紫癜怎么治疗

过敏性紫癜的治疗方法有抗过敏药物、激素、免疫抑制剂、止血药、中药等。

过敏性紫癜能治好吗

过敏性紫癜病程呈良性经过，大部分在短期内自愈。病程的长短常与急性期的严重程度、重要器官是否受累、是否反复发作等因素有关。

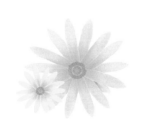

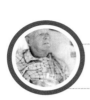

原发性血小板减少性紫癜

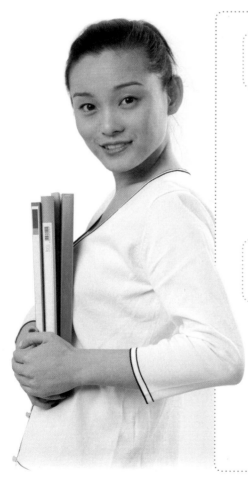

原发性血小板减少性紫癜是血液恶性疾病吗

原发性血小板减少性紫癜是免疫功能失常引起的疾病。它不像白血病、淋巴瘤及骨髓瘤需要化疗，疾病进展缓慢，大部分患者治疗结果较好。

原发性血小板减少性紫癜是怎样的

原发性血小板减少性紫癜是常见的出血性疾病，特点是血循环中存在抗血小板抗体，使血小板破坏过多，引起紫癜；以皮肤黏膜或内脏出血为主要表现，如鼻出血、牙龈渗血、妇女月经量过多，严重者可有吐血、咯血、便血、尿血等症状和颅内出血。

人为什么会得原发性血小板减少性紫癜

本病的病因目前还未完全阐明。急性型多发生于急性病毒性上呼吸道感染痊愈之后，提示血小板减少与对原发感染的免疫反应有关。慢性型患者中约半数可测出血清中有抗血小板抗体，破坏血小板。

大部分患者怎么发现自己得了血小板减少性紫癜

部分患者没有任何不适症状，查体或者看其他病时，血液检查发现血小板减少，部分患者发现皮肤出现瘀斑而就诊，发现血小板减少。

诊断原发性血小板减少性紫癜是否需要反复检查血常规

诊断原发性血小板减少性紫癜需要反复检查血小板计数。多次化验血小板计数低于正常才能诊断。

诊断原发性血小板减少性紫癜需要做骨穿吗

诊断原发性血小板减少性紫癜需要做骨穿，因为血小板是骨髓的巨核细胞生产的，因此发生该病骨髓巨核细胞异常增多或者正常，但成熟障碍，产生血小板的巨核细胞减少或缺如。

其他血液病

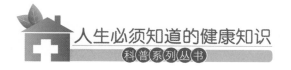
原发性血小板减少性紫癜分几种

本病根据发病年龄、临床表现、血小板计数、病程长短及预后分为急性及慢性两种。一般持久原因不明血小板减少超过 6 个月为慢性，血小板减少发病 6 个月内恢复为急性。

急性原发性血小板减少性紫癜多见于哪些人

急性型原发性血小板减少性紫癜多见于儿童，出血重，但往往数周内自己会恢复，或者经积极的治疗数周内恢复正常。只有少数患者迁延半年转成慢性。

急性原发性血小板减少性紫癜表现如何

起病前 1～2 周常有病毒感染史。起病急骤，可伴发热、畏寒、怕冷，突然发生广泛严重的皮肤黏膜出血。皮肤出血表现为全身瘀点或瘀斑，密集色红，

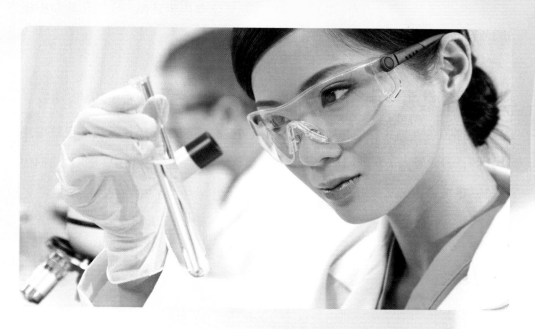

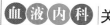

以四肢及易于碰撞部位多见，严重者可融合成片甚或形成血肿，鼻、齿龈出血也较为常见，还可伴有胃肠道、泌尿系出血等，颅内、脊髓及脑膜出血较少见，但如见有口腔、舌大片紫斑或血疱，又伴见头痛或呕吐，往往为颅内出血先兆，要特别警惕。一般出血程度与血小板减少程度成正比。其病程多为 4 ～ 6 周，最长半年可自愈。本病肝及淋巴结一般不肿大，10% ～ 20% 患者可有轻度脾肿大。颅内出血时可出现相应神经系统症状。

慢性原发性血小板减少性紫癜多见于哪些人

慢性原发性血小板减少性紫癜多见于成年人，以女性青年为多，出血症状较轻，容易反复发作，缓解时间长短不一。

慢性原发性血小板减少性紫癜表现如何

一般起病隐袭，多数在确诊前数月甚至数年已有易发紫癜、鼻衄、牙龈渗血、月经过多、小手术或外伤后出血时间延长等病史，出血程度不一，一般较轻，紫癜散在色淡，多发生在下肢，很少出现血肿或血疱、泌尿系出血及颅内出血。多因上呼吸道感染或过劳诱发急性发作，每次发作可延续数周甚至数月。缓解期出血不明显，仅有血小板计数减少。

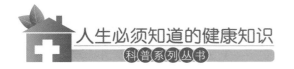
原发性血小板减少性紫癜都需要治疗吗

原发性血小板减少性紫癜根据血小板计数分低危、中危和高危 3 种。轻度血小板减少，血小板计数在 $50 \sim 100 \times 10^9/$ 升，为低危患者，可以暂不治疗，临床观察。中度血小板减少，血小板计数在 $30 \sim 50 \times 10^9/$ 升，为中危患者。中危而出血症状不明显的患者也可以暂不治疗，临床观察。重度血小板减少，血小板计数在 $30 \times 10^9/$ 升以下，为高危患者。高危或者有出血倾向者，应积极治疗。

为什么慢性原发性血小板减少性紫癜容易反复

原发性血小板减少性紫癜是免疫功能失常的疾病，影响免疫功能的任何因素均可导致该病的复发，如感冒、细菌病毒感染、激素的停用或者减量等。

原发性血小板减少性紫癜怎么治疗

急性型及高危者应住院治疗。治疗方法有激素、丙种球蛋白、脾切除、免疫抑制剂、达那唑、环孢素及美罗华等。

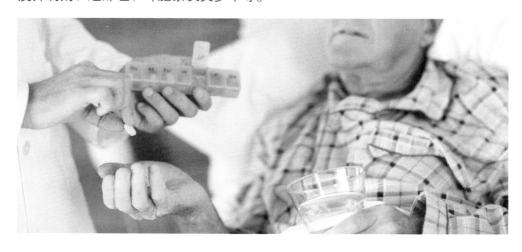

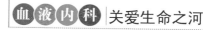

什么时候输新鲜血小板

输新鲜血小板可作为严重出血时的紧急治疗。如果患者没有出血倾向，不主张输血小板。

原发性血小板减少性紫癜激素治疗应注意什么

皮质激素是目前治疗原发性血小板减少性紫癜的首选药物，长期大量使用或者突然停药均产生许多不良反应。患者一定要到正规医院的血液科在医生的指导下使用。

其他血液病

（本章编者：金哈斯）

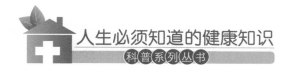

参考文献

[1] 石元凯. 淋巴瘤[M]. 北京：北京大学医学出版社 2007, 7.

[2] 陈世伦. 武永吉. 多发性骨髓病. 北京：人民卫生出版社 2010, 5.

[3] 金哈斯，高春记，纪小龙. 淋巴瘤的诊断与治疗[M]. 北京：科学技术文献出版社 2009, 2.

[4] 张之南，沈悌. 血液病诊断及疗效标准[M]. 北京：科学出版社 2007, 8.

[5] 中华医学会血液学分会. 中国慢性髓性白血病诊断与治疗指南(2013年版)[J]

中华血液学杂志，2013:34(5):464-470.

[6] 中华医学会血液学分会红细胞疾病（贫血）学组. 再生障碍性贫血诊断治疗专家共识[J]

中华血液学杂志. 2010:31(11):790-792.

[7] 中华医学会血液学分会. 急性早幼粒细胞白血病中国诊疗指南（2011年版）[J]

中华血液学杂志. 2011:32(12):885-886.

[8] 中华医学会血液学分会. 成人急性髓系白血病（非急性早幼粒细胞白血病）[J]

中国诊疗指南（2011年版）. 中华血液学杂志. 2011:32(11):804-807.

[9] 中华医学会血液学分会. 中国慢性淋巴细胞白血病的诊断与治疗指南（2011年版）[J]

中华血液学杂志. 2011:32(7):498-501.